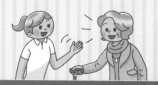

ポケット介護

改訂新版

見てわかる
リハビリ

活動と参加で
「自立支援」につなげるコツ

理学療法士
繁岡秀俊
著

技術評論社

◉「エアリハ」について

　リハビリを毎日続けるのは大変ですよね。そこで、ちょっとした遊び心をお教えします。

　それは、「〇〇のつもりで」運動するということです。たとえば重りを持ったつもりで運動するのと、何も考えずに運動するのとでは、筋肉の使い方がごろっと変わります。実際にしてみると、とても驚かれると思います。

　これは私が考案した想像するだけで効果の高まる「エアリハ」という体操です。エアリハとはエアリハビリテーションの略で、エアギターが実際のギターを使わずに演奏しているつもりになるのと同じように、道具を一切使わずに、想像しながら行う体操です。想像力を使って楽しくリハビリをしてみましょう。

　本書では、第2章の「〇〇のつもりでやってみよう！」というコラムでエアリハを紹介しています。

　気になる方は、214ページのコラムもご参照ください。

　「エアリハ」は登録第5553030号の登録商標です。

※ 本書は『【ポケット介護】見てわかるリハビリ』に加筆・修正を行って改訂したものです。
※ 本書の内容は2023年3月の情報をもとにしています。
※ 本書に掲載されている会社名、製品名などは、それぞれ各社の商標、登録商標、商品名です。なお、本文中に ™マーク、®マークは明記しておりません。

はじめに

　スポーツ選手がリハビリに取り組んだり、芸能ニュースで誰かが大病をすると「復活を待っています！」という言葉をよく耳にします。私はこの言葉を聞くたびに心が痛みます。

　私が携わる「介護」のリハビリは生活期と言われ、「復活」とはまた違うゴールの見えない世界です。機能障害が残り、少しでも良くなるようにと漫然と繰り返す機能訓練のリハビリ生活が疑問でした。

　たとえ劇的な機能向上が期待できなくても、その方には生きる楽しみ、人生の充実感を味わい、幸せになる権利があるはずです。今は外出ができなくても「機能向上」と「活動と参加」の相乗効果で、笑顔や会話が増え、目標や生きがいを感じることができる、それこそが自立支援に基づいた生活期のリハビリです。改訂に際し、今回は来るべき人生100年時代に向けて、健康であり続けるための「予防リハビリ」を第5章として追記し、随所に見直しも加え、どの世代の方にも末永くご活用いただけるよう修正いたしました。拙著を通してではありますが、皆さまお一人おひとりの幸せを心から願っております。

　最後になりましたが、今回の改訂版の加筆修正にあたり、編集者の勝俣真弓氏、熊谷裕美子氏、佐久未佳氏のご協力に心より感謝申し上げます。

2023年3月　繁岡秀俊

第1章　身体の基礎知識

第2章　リハビリの動作

第3章　自立支援①
できる日常生活活動を増やそう

第4章 自立支援②
社会参加を目指そう

第5章 人生100年時代を幸せに生きるための「予防リハビリ」

第1章

身体の基礎知識

医療職や介護職は、カルテ記入や計画書などの書類を作成する機会が非常に多いです。

手書きのカルテもあれば、電子カルテもあります。こういったハード面もそうなのですが、以前とは決定的に違うことがあります。それは、求められれば情報を開示する必要があるということです。

そのときに、専門用語や略語ばかりだと一般の人には何のことかさっぱりわかりませんので、専門職同士の書類であったとしても、可能な限り一般の人にもわかりやすく書くということを私は意識しています。

しかし、「これ以上簡単に書くことができない」のが、専門的基礎用語です。この章では、これらの基礎用語を、利用者や家族に説明する際に役立つよう、かつ知識が整理できていない専門職の人にも簡単に理解できるよう、まとめてみました。

1-1 知れば役立つ、筋肉の名前とその作用

全身の筋肉は約600もあると言われています。すべてを知る必要はありませんので、代表的なものだけ紹介します。これだけでも十分ですが、これ以外の筋肉を耳にしたときはぜひとも書き加えてください。この本をあなただけの1冊に仕上げてくださいね。

● 筋肉の名称

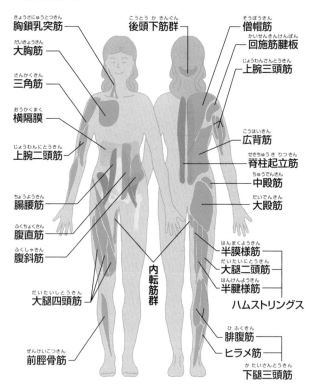

きょうさにゅうとつきん
胸鎖乳突筋

だいきょうきん
大胸筋

さんかくきん
三角筋

おうかくまく
横隔膜

じょうわんにとうきん
上腕二頭筋

ちょうようきん
腸腰筋

ふくちょくきん
腹直筋

ふくしゃきん
腹斜筋

だいたいしとうきん
大腿四頭筋

ぜんけいこつきん
前脛骨筋

こうとう か きんぐん
後頭下筋群

内転筋群

そうぼうきん
僧帽筋

かいせんきんけんばん
回旋筋腱板

じょうわんさんとうきん
上腕三頭筋

こうはいきん
広背筋

せきちゅうき りつきん
脊柱起立筋

ちゅうでんきん
中殿筋

だいでんきん
大殿筋

はんまくようきん
半膜様筋

だいたいにとうきん
大腿二頭筋

はんけんようきん
半腱様筋

ハムストリングス

ひ ふくきん
腓腹筋

ヒラメ筋

か たいさんとうきん
下腿三頭筋

部位	名称	働き
肩	三角筋	上肢全体を動かす
	僧帽筋	肩をすくめる
	回旋筋腱板 （ローテーターカフ）	肩の安定性に作用する筋肉の総称 （棘上筋、棘下筋、小円筋、肩甲下筋）
頸部 （首）	胸鎖乳突筋	顔を左右に回す
	後頭下筋群	顔を前に保持する筋肉の総称
上肢	上腕二頭筋	腕を曲げる
	上腕三頭筋	腕を伸ばす
胸部	横隔膜	息を吸う
	呼吸筋	呼吸をするための筋肉の総称
	大胸筋	上肢を使って物を押す
背部	広背筋	上肢を使って物を引く
	脊柱起立筋	背すじを伸ばす
腹部	腹直筋	体を曲げる、起き上がる
	腹斜筋	体をねじる、起き上がる
	腸腰筋	太ももを持ち上げる（腸骨筋＋大腰筋）
殿部 （尻）	大殿筋	足を後ろに上げる、体幹を支える
	中殿筋	足を横に持ち上げる、体幹を支える
下肢	大腿四頭筋	立ち座りをする、膝を伸ばす
	ハムストリングス	立ち座りをする、膝を曲げる
	内転筋群	下肢（股）を閉じる筋肉の総称
	前脛骨筋	つま先を持ち上げる （つまずかないために）
	下腿三頭筋 （腓腹筋、ヒラメ筋）	つま先立ちをする、第二の心臓

1-2 混乱しやすい神経を簡単整理

神経は大きく2つに分類されます。
① 中枢神経
② 末梢神経

● 神経の名称

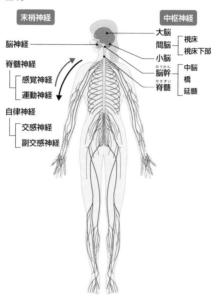

末梢神経

脳神経

脊髄神経
感覚神経
運動神経

自律神経
交感神経
副交感神経

中枢神経

大脳
間脳 ── 視床
視床下部
小脳
脳幹 ── 中脳
橋
延髄
脊髄

● 中枢神経

中枢神経は「大脳」に始まって、脳幹(中脳・橋・延髄)を通り、最後は「脊髄」となります。これらはひとつながりで、部位によって名前が変わるだけです(ややこしいですが間脳もあります。これは視床と視床下部のことです)。

12

　大事なことは、この中枢神経は一度損傷すると回復しないということです。脳梗塞や脊髄損傷という病気に後遺症が残るのはこのためです。

　そのため、大脳や脳幹は頭蓋骨で守られ、脊髄は背骨（脊柱）で守られています。

> **(注意!)** 脊髄と脊椎は間違いやすいので注意しましょう。
> 脊髄は神経で、脊柱や脊椎は骨のことです。私も一度、「脊髄矯正」という書き間違えた看板を見たことがありますが、そんな危険なことはできるはずがありません。

・パーキンソン病

　中脳の黒質が原因でドーパミンの産生量が減ることによって、4つの特徴的な症状が出る進行性の疾患です。

① 静止時振戦（じっとしているときの手足のふるえ）
② 固縮（関節が鉛の棒を動かすように固い）
③ 無動（表情の変化が乏しい、動作が緩慢）
④ バランス障害（すくみ足、突進現象）

　投薬でコントロールしますが、薬が効いていたのが突然切れるon-off現象がありますので、注意が必要です。

　また、先の症状が以下のように徐々に進行します。

　　片側 → 両側 → バランス低下 →
　　日常生活に介助が必要 → ベッド上生活

　いつどのように進行するかわかりません。前もって意識した介助が必要です。

> **ヒント** 歩き始めの1歩が踏み出せないすくみ足には、「せーの、いち、に」ときっかけを作ったり、目印となるようなものを置いて、それをまたぐと歩きやすくなります。

● 末梢神経

骨に守られた中枢神経は枝分かれして、主に脊椎と脊椎の間から出て体中に走行しています。これが末梢神経です。末梢神経は4つに分類されます。

運動神経…脊髄から手足の末端方向に走行している、全身の筋肉を動かす神経です。

感覚神経…全身の皮膚などの感覚（何かが触れている、熱い、痛いなど）が大脳に向かって走行しています。

脳神経……大脳や脳幹から枝分かれしている神経です。鼻、目、耳、顔、舌などに走行しています（運動神経、感覚神経、副交感神経の働きを兼ね備えているものが多いです）。12対あります。

自律神経…心臓や胃腸などの内臓に関係していて、意識して動かせないのが特徴です。ほかにも瞳孔、涙、唾液、血管、消化液、汗、鳥肌などに関係しています。

自律神経にはさらに2種類あります。交感神経と副交感神経です。交感神経は気持ちが高ぶるほうに作用するので、興奮すれば心拍数が上がります。副交感神経は気持ちが落ち着くほうに作用し、体を休めているときには胃腸の消化が促進します。

> **注意！** 一般によく使われる、反応が良いという意味の「反射神経」という神経はありません。
> 「反射」という反応はあります（まつ毛に触れると目を閉じる、膝の下と叩くと足がピンと伸びるなど）。

1-3 骨を知って、病気を学ぼう

「骨」は、医療や介護の世界では「コツ」と読みます。人体模型のアレですね。

骨の両端にはクッションのための軟骨が付いています。そして骨と骨が連結して、靭帯で補強されたものを関節といいます。関節は関節包という袋状になっていて、滑液という潤滑油で満たされています。さらに骨に筋肉が付着し、筋肉が伸縮することで関節が痛みなくスムーズに動きます。

また、大事な骨の役割として、造血があります。骨髄という言葉を聞いたことがあると思います。骨髄は骨の中心部分にあって、赤血球や白血球を作ります。

● 骨の名称

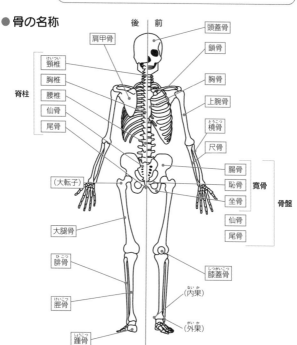

後　前

肩甲骨

頭蓋骨

鎖骨

脊柱
　頸椎（けいつい）
　胸椎
　腰椎
　仙骨
　尾骨

胸骨

上腕骨

橈骨（とうこつ）

尺骨

（大転子）

腸骨
恥骨　　寛骨
坐骨
仙骨　　骨盤
尾骨

大腿骨

腓骨（ひこつ）

脛骨（けいこつ）

膝蓋骨（しつがいこつ）

（内果）（ないか）

（外果）（がいか）

踵骨（しょうこつ）

● 頭部

・頭蓋骨

　高齢者に多い病気として、頭を打ったときにはなんともなくても、数週間〜数か月後に頭痛、麻痺、認知症状が生じることがあります。これを「慢性硬膜下血腫」といいます。最初の３か月はしっかり様子を観察することが大切です。少しでも様子がおかしければ必ず受診してください。

● 体幹

・脊柱（頸椎７個、胸椎１２個、腰椎５個、仙骨１個、尾骨１個）

　それぞれバラバラの骨ですが、連結した骨格と考えて脊柱と呼びます。部位によってそれぞれの名前が変わるだけです。

　基本的にドーナツ様をしていて穴が開いています。その穴を頸部から骨盤まで脊髄が通っています。

　ドーナツ様の穴が狭くなり脊髄を圧迫する病気が「脊柱管狭窄症」です。歩くと下肢に力が入りにくくなったり痛みが生じたりしますが、しばらく安静にすると症状がおさまります。これを「間欠性跛行」といいます。

　脊椎と脊椎の間には椎間板というクッションがあります。この椎間板が重いものを持ち上げるなどして圧迫されて損傷し、側を通っている脊髄に触れると激痛が走ります。これを「椎間板ヘルニア」といい、下肢にしびれも生じます。

　一方、一般にギックリ腰と言われるものは腰の筋肉への負担で発症します。筋・筋膜性腰痛といい、下肢に痛みやしびれは生じません。

　転倒で尻もちをつくと、脊椎を骨折しやすいのですが、

体重が一気にかかるため骨が潰れるように骨折します。これを「脊椎圧迫骨折」といいます。胸椎や腰椎に多いです。

事故で多いのが脊椎の骨折ですが、骨折と共に中心を通っている脊髄を損傷して後遺症が残ってしまうものが脊髄損傷です。脊髄は運動神経や感覚神経、自律神経に大きく関与していますので、さまざまな麻痺症状が生じます。特に頸部は、頸椎の位置が1つ違うだけでその後の生活を大きく左右します。

脊髄損傷の おおよその位置	主な症状	移動用の福祉用具
C3～C4	自発呼吸困難～不可。四肢麻痺。	電動車いす
C5～C6	腕が曲がらない。指が動かない。足が動かない。	電動もしくは介助用車いす
C7～C8	腕は曲がるが伸ばせない。握力低下。足が動かない。	介助用もしくは自走式車いす
Th1～Th12	体幹が安定しない。足が動かない。	自走式車いす（介助必要）
L2～L4	足が動かしにくいが、程度により自立生活可能。	自走式車いす、松葉杖

※ 頸椎は7個ですが、一番上は頭蓋骨がありますので、脊髄（頸髄）はC1～C8まで8つ、胸髄は12（Th1～Th12）、腰髄は5つ（L1～L5）あります。
※ 脊髄損傷には完全損傷と不全損傷があり、完全損傷の場合はそれに対応する筋肉が完全麻痺となり、運動機能を失うことになります。不全損傷の場合は、その程度により残存機能に差が生じます。また、個人によって上記の表が完全に一致するとも限りません。
※ 損傷した脊髄の位置から下にはすべて麻痺が生じます。

• 肋骨（12対）

肋骨を骨折すると（医学的にはヒビも骨折です）、咳をするだけでとても痛みます。深呼吸も苦しく、起き上がることも困難です。私も経験があるのですが、くしゃみをするのが一番怖かったです。

- 鎖骨

　横に転倒して肩や肘をつくと、鎖骨を骨折することが多いです。肩関節にも関わっている骨ですので、転倒して肩を直接打つと脱臼することもあります。

- 肩甲骨

　背部にある逆三角形をした骨です。上肢を動かすと連動して肩甲骨も動きますので、肩甲骨周囲の筋肉の柔軟性や強さは非常に大切です。姿勢にも関わってきます。

- 上腕骨（1本）

　前腕には橈骨（とうこつ）と尺骨（しゃっこつ）の2本があります。前腕に骨が2本あることで、回内（かいない）・回外（かいがい）という動きが可能になります。これは肘を曲げた姿勢で、手のひらを上下にくるくる回す動作です。

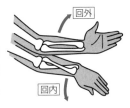

回外

回内

　特に手のひらを上に向ける回外という動作が、年齢と共に硬くなりがちです。箸が使いにくくなる原因の1つでもあります。

- 手根管（しゅこんかん）

　手首には8種類の小さな骨が、「手根管」というトンネルを作っています。そのトンネルを正中神経が通っているのですが、その正中神経が圧迫されることを「手根管症候群」といいます。

同じように
なでてみる

　正中神経の支配領域でわかりやすいのは薬指（環指）です。手を見て、薬指をちょうど中心で縦割りして、中指側と小

指側をそれぞれ軽くなでてみます。中指側の触った感覚が鈍いと、正中神経圧迫の症状が出ている可能性があります。

• 骨盤

骨盤は実は5種類もの骨からなっています。腸骨、坐骨、恥骨、仙骨、尾骨です。このうち腸骨、坐骨、恥骨は癒合して1つの寛骨（かんこつ）という骨になっています。

腰骨（こしぼね）と一般に言われている腰の前にある突起は、腸骨の一部で、上前腸骨棘（じょうぜんちょうこつきょく）といいます。

お尻の下に両方の手のひらを入れて座ると、大きな突起に触れます。これが坐骨です。

• 大腿骨

人体で最も長い太ももの骨です。上は股関節、下は膝関節を作っています。上の股関節の部分は大腿骨が角度を変えてくびれているため、転倒時の骨折が非常に多いです。「大腿骨頸部骨折（だいたいこつけいぶこっせつ）」といいます。

また、股関節を手のひらでよく触ると大きな突起があります。これを大転子（だいてんし）といいます。この大転子の高さに杖の握りの高さを合わせることが多いので、1つの目安として覚えておいてください。

> 複雑骨折とは骨がバラバラに折れたものではありません（これは、正しくは粉砕骨折といいます）。
>
> 骨折 ┌ 単純骨折 … 皮下の骨折のこと。
> 　　　└ 開放骨折（複雑骨折）… 骨で皮膚が損傷したもの※。
> 　　　※ 空気に触れるため、感染の危険が高い。

• 脛骨（けいこつ）

下腿にあるメインの骨が脛骨で、有名な「弁慶の泣き所」の骨です。

内臓の働きと病気を知ろう

体の中にある臓器をまとめて内臓といいますが、代表的な内臓を順番に整理しましょう。

● 消化器系

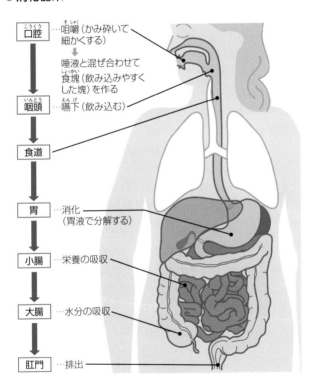

口腔（こうくう）	…咀嚼（そしゃく）（かみ砕いて細かくする）
	唾液と混ぜ合わせて食塊（しょっかい）（飲み込みやすくした塊）を作る
咽頭（いんとう）	…嚥下（えんげ）（飲み込む）
食道	
胃	…消化（胃液で分解する）
小腸	…栄養の吸収
大腸	…水分の吸収
肛門	…排出

• 口腔

　歯や舌で咀嚼し、食物を味わいます。亜鉛の欠乏や口腔内の乾燥、鼻炎がひどくても、味がわからなくなることがあります。味覚障害は新型コロナウイルス感染症（COVID-19、コロナ2019）でも多く報告されました。

• 食道

　喉と胃をつないでいて基本的には一方通行なのですが、何らかの原因で胃酸が食道に逆流して、食道が炎症を起こしたものを「逆流性食道炎」といいます。

• 胃

　強い胃酸（塩酸）で食物を消化し、細菌やウイルスも殺します。この胃酸の中でも負けない細菌が正式名「ヘリコバクター・ピロリ」、通称「ピロリ菌」です。胃がんや胃潰瘍の原因とされています。中高齢者の半数以上は保菌者といわれていますので、検査をお勧めします。服薬によってほぼ除菌が可能です。

• 十二指腸、肝臓、膵臓

　十二指腸は小腸の一部です。

　胃から出た食物はこの十二指腸で、肝臓と胆嚢で作られた「胆汁」と、膵臓で作られた「膵液」によって消化されます。

　食生活の乱れによって胆汁から「胆石」が作られることがあります。疝痛と言われるほどの激痛が起こります。

　膵臓は膵液だけでなく、「インスリン」を分泌しています。インスリンが出ると血糖値が下がります。これが正常ですが、インスリンの分泌が低下したり、完全に出なくなってしまうと血糖値が下がらなくなり「糖尿病」となります。

糖尿病は食事療法、薬物療法、運動療法でコントロールできますが、完治できません。症状が進行すれば三大合併症（①網膜症 → 失明、②腎症 → 人工透析、③神経障害 → 切断）を起こすとても怖い病気です。

• 小腸

　胃や十二指腸で消化された食物の栄養分を吸収して、血液やリンパ液に送り込んでいます。

• 大腸

　大腸では主に水分を吸収し、便を作る働きがあります。蠕動運動でゆっくりと水分を吸収しながら運ばれていきますが、早い通過で水分が吸収できないと下痢、遅すぎると便秘となります。

　小腸を通り大腸に入ったすぐの部位が盲腸と言われ、その盲腸にはミミズのような虫垂という部分があります。これが炎症を起こすことが、一般に「盲腸」と言われる「虫垂炎」です。ひどくなると腹膜炎を合併します。

● 泌尿器系

• 腎臓

　腎臓は腰の辺りに左右１つずつあります。

　腎臓の働きは血液をろ過して尿の元（原尿）を作ることです。必要な栄養分は再吸収し、不要な物質は排泄されます。そのため、腎臓は内臓の中で一番血液が流れ込む量が多いのです。

　その血液が糖尿病のために高濃度の糖で満たされていると、腎臓が砂糖漬けのようになってしまい、ついには本来の機能が果たせなくなります。そうなると腕の血管にシャ

ントという動脈を静脈とつなぐ手術を行い、その部分から血液を引き、増加した水分を機械で除水したり、老廃物のろ過をしなければなりません。これを「血液透析」といいます。週に3回、1回あたり3～5時間の透析を一生続けなければいけませんので、疲労感も強く糖尿病の怖さを理解していただけると思います。

• 尿管

　腎臓と膀胱（ぼうこう）の間の管（くだ）です。

　胆汁からも胆石ができましたが、腎臓でも結石ができます。「腎結石」です。それが尿管に降りてくると「尿管結石」です。これも疝痛・激痛です。

　「尿路結石」ともいいますが、「尿路」とは腎臓、尿管、膀胱、尿道のすべてのことを指します。結石のほとんどは、腎臓と尿管で生じます。

• 膀胱（ぼうこう）

　一時的に尿を溜める器官です。膀胱の最大容量は800ml、尿意を感じるのは300～350mlと言われています。

• 尿道

　男性には尿道（約15～20cm）の周囲にクルミ大の前立腺があります。これが中年期から年齢と共に大きくなり尿道を圧迫するのが「前立腺肥大」です。尿に勢いがなくなったり、出るまでに時間がかかったりします。

　一方女性は、尿道が約3～4cmと短く、加齢により尿もれをしやすくなります。また、尿路感染症にもかかりやすくなります。

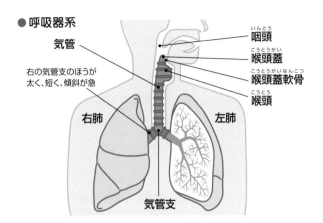

● 呼吸器系

気管

右の気管支のほうが
太く、短く、傾斜が急

右肺　　　左肺

気管支

咽頭 (いんとう)

喉頭蓋 (こうとうがい)

喉頭蓋軟骨 (こうとうがいなんこつ)

喉頭 (こうとう)

・鼻

　鼻と口で呼吸はできますが、口呼吸は口腔内を乾燥させ不衛生となりがちです。また、口呼吸と「睡眠時無呼吸症候群」との関連も言われています。

　一方、鼻呼吸は鼻毛が空気をろ過し、加温や加湿も行っていますので体にも優しいのです。

・喉

　喉には気管と食道の２つの入り口があります。食べたものが気管に入らないように反射的にふたをする役割があるのですが、このふたのことを「喉頭蓋軟骨」といいます。

　「のどぼとけ」は喉頭隆起 (こうとうりゅうき) (アダムのリンゴ) といいます。

・気管・気管支

　気管は左右の気管支に分かれますが、右の気管支のほうが太く、短く、傾斜が急です。高齢者は飲み込む力が低下すると、食物（汁もの）が気管に入り（誤嚥）、肺炎の原因となります。誤嚥性肺炎の予防には、口腔内の清潔が必須

です。

・肺

　酸素を取り入れて、二酸化炭素を吐き出すための、ガス交換の器官です。ガス交換は肺の中の肺胞という部分で行われるのですが、有害物質を長年吸い続けると、気管支や肺胞に炎症が生じ、空気の通り道が狭くなります。

　「慢性閉塞性肺疾患」（COPD）という病気があります。タバコが原因とされていますので、受動喫煙、アスベスト、PM2.5なども注意しましょう。呼吸困難を伴うとても辛い病気です。自宅内や外出時に酸素療法を行うこともあります。在宅酸素療法のことをHOTといいます。

　また、コロナ禍にはパルスオキシメーターも普及しました。動脈血酸素飽和度（SpO_2）を簡単に測定できます（正常値96％以上）。

● 循環器系

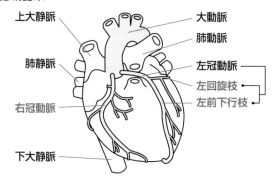

・心臓

　心臓は全身に血液（酸素や栄養）を送るポンプの働きをします。しかし心臓自体もしっかり働くためには、ほかの

臓器と同じように血液を必要とします。

　心臓の周囲には自身を養う3本の冠動脈という血管があります。この冠動脈が、動脈硬化によって狭くなった状態を「狭心症」といいます。さらに完全に詰まってしまうと「心筋梗塞」となります。カテーテルによるバルーンやステント治療などがありますが、これらの虚血性心疾患は突然死の原因の1つとされています。

・血管系（動脈と静脈）

　心臓から出た血液は、肺に送られガス交換をするルートと、全身に流れるルートがあります。

　動脈血は栄養分や酸素を含んだ鮮紅色の血液、静脈血は老廃物や二酸化炭素を含んだ暗赤色の血液です。

・リンパ系

　血液からにじみ出た液体のことをリンパといいます。リンパは老廃物と共に一部は血管に戻り、残りもリンパ管に入って最終的には血管に戻ります。

　しかしリンパには、心臓のようにポンプの働きがありません。そのため、運動不足により循環が滞りがちな足には、リンパ液が貯留しやすくなり、浮腫（ふしゅ）（むくみ）が生じやすいのです。

　浮腫の予防・改善には、まずはしっかり歩いて、足の筋肉を動かすことが大切です。

　体には広くリンパ節という部分があります。リンパ節には、体に侵入したウイルスや細菌などを防御する役目があります。リンパ節が腫れるのは、ウイルスや細菌を全身に広げないための大切な役割なのです。

Column　生活習慣病と脳卒中

　以前は成人病と言われた「生活習慣」は、脂質異常症、高血圧、糖尿病、肥満が代表的です。

　生活習慣病は「動脈硬化」をもたらします。血管内にプラークといわれるかたまりが生じ、脳梗塞や心筋梗塞などを発症させます。アルコールや脂質の摂りすぎ、腸内環境の乱れなど食生活の偏りが原因です。

　基本的には一度付いたプラークは減ることはないとされています。しかし日本で唯一、食事療法でプラークを減らすことができるという医師がいます。家族や友人に脳梗塞が多かったり、動脈硬化で不安な思いをされている人は、ぜひ相談してみてください（真島消化器クリニック：福岡県久留米市野中町1483-4　[TEL] 0942-33-5006）。

　ちなみに脳卒中とは、以下の３つの病気の総称です。

●脳梗塞（脳の血管が詰まる）
　左右どちらかに運動麻痺などが残り、介護状態になる人が増えています。

●脳出血（脳の血管が破れる）
　症状は脳梗塞と同じですが、血圧のコントロールで発症は減っています。脳溢血（のういっけつ）は脳出血の昔の言い方です。

●くも膜下出血（主に脳の表面にある脳動脈瘤が破れることで発症）
　死亡率が高いのですが、予防として脳ドックで脳動脈瘤の有無を調べることができます。

「先生のリハビリのおかげで、転倒しなくなりました。」

そんな嬉しい言葉をよくいただきます。自戒の意味を込めて言いますが、勘違いしてはいけませんね。私はただの案内人なだけです。

この方はほとんど目が見えず、また耳の病気があるためバランス能力も低下しています。リハビリでは「病気を治す」ことはできませんので、目も耳も元通りにはできません。

それでもリハビリを進めるうちに、目の代わりに杖を2本使うことで安全に歩けることがわかりました。足や体幹の力を鍛えることで、バランス能力が向上することもわかりました。さらにストレッチを続けてもらっていると、転倒しなくなったのです。

たびたび生じていた膝痛や腰痛も、ほとんど起こらなくなりました。

「本当に先生、ありがとうございます！」

違うんです！
理学療法は魔法ではありません。
すべては、私がリハビリをしたからではなく、その方がリハビリを続けてくれたからです。

理学療法士は、弱った筋肉を見つけ出し、鍛えられる部分はしっかり練習したり、ストレッチをします。変化を起こせないなら福祉用具を活用したり、別の動作の方法を考えたり、この方にベストと思えるプログラムを提供して、一緒に練習するだけです。なぜ一緒に練習するかというと、正しい運動を習得していただくためです。ちゃんとできるようになれば、あとは自分で自主練習を続けることが一番大切だからです。そしてまた次のステップへ、の繰り返しなのです。

リハビリは一生のお付き合いだと思っています。長いリハビリ生活が続きます。「よくがんばってる！」と自分を褒めてあげてくださいね。

第 2 章

リハビリの動作

リハビリには基本動作というものがあります。基本動作とは、「寝返り」「起き上がり」「坐位」「立ち上がり」「立位保持」「歩行」のことです。この章ではこれらに「移乗」動作を加えて、身体機能向上を目指したリハビリを紹介していきます。チェックリストで 1 項目ずつ確認しながら進めていきましょう。

※ それぞれの運動には目標回数などを示していますが、身体機能には個人差がありますので、回数などは参考程度に活用してください。また、その人の疲労度に応じて、回数などを調節してください。

2-1 「寝返り」が目標の人

　寝返りという動作は仰向けの状態（背臥位、仰臥位）から横向き（側臥位）の姿勢になることです。寝返りができないということには、もちろん原因がいくつもあります。

　健康な人が行う動作の中で、唯一睡眠中であってもできる動作があります。それがこの「寝返り」です。寝具メーカーが提供している情報では、一晩に20〜30回も寝返りをしているというのが一般的なようですので、平均的な（6〜9時間の）睡眠であれば約15分から25分に1回は寝返りをしていることになります。

　個人的にはここまで多くないと感じますが、寝返りは健康の証でもあるのです。寝返ることで、人間は体温調節を行い、関節への負担を軽減し、局所的な血行不良を改善させ、ひいては良質な睡眠へと誘います。

　健康な人でも、暑い夏の夜に寝返って布団の冷たい部分に触れたり、背中に空気が通っただけでホッとした経験はないですか？　冬の寒い日に縮こまり、腕を下敷きにしたまましばらく寝てしまうと、寝起きに肘が痛くて伸ばせなかった経験はないですか？

　これが介護状態となり、寝返りが自分の力でできなくなるとどうなるでしょう。とたんに多くの弊害が生じることとなるのです。

1 頭を左右に動かしたり、1回持ち上げることができる。

リハビリ P.32

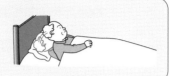

2 両膝を立てられる。

リハビリ P.34

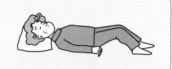

3 お尻上げが1回できる。

リハビリ P.36

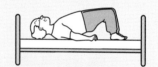

4 手と足をそれぞれクロスすることができる。

リハビリ P.39

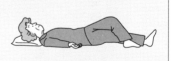

5 ベッド柵を引っ張る腕の力がある。

リハビリ P.42

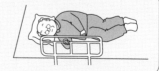

① 頭を左右に動かす

寝返るためには頭を自由に動かせると、そのあとの動作がやりやすくなります。
寝たままの姿勢で左右に顔を向けられますか？
できなければ、できる範囲から少しずつ動かすようにしましょう。

A 目標 左右10回

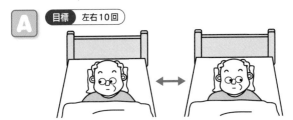

単に「右を向いて」、「左を向いて」と指示するよりも、まずは顔はそのままにして、目だけ左右に動かしてもらいましょう。左右に何があるか意識することは、体を動かす意欲を刺激します。

B 確認 2〜3回

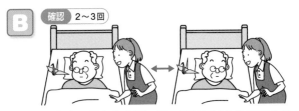

顔の横に実際に何か物を置いて、「それ（右）を見てください」、次に「私（左）を見てください」とくり返し声かけしましょう。左右の視野はおよそ90度です。それ以上のところの物を見ようとすると、首の動きが必要です。しかも目だけを動かすよりも楽に、横の物を見ることができます。

C 目標 左右10回

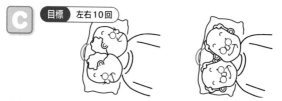

自主トレで首を左右に動かしてみましょう。左右に向くだけでなく、肩に耳を近づけるような首をかしげる動作も効果的です。

D 目標 1回

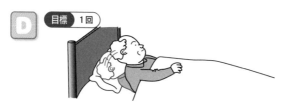

一度、おへそを見るように頭を持ち上げてもらってみてください。1回でも上がれば十分です。
自分でできない場合は首の筋力が弱っているか、首の筋肉が固くなっている場合があります。

E 目標 2〜3分

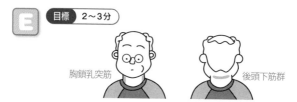

胸鎖乳突筋　　　　　　　　　　後頭下筋群

それでも自由に首を動かせないのであれば、首の筋肉が固くなっていると思われます。
そのときは無理に左右に曲げようとはせずに、胸鎖乳突筋や後頭下筋群を指の腹で軽く押したり、優しく円を描くようにマッサージしてあげましょう。

2 両膝を立てる

寝返りはまず足から動き始め、体幹、頭へと連動して動くパターンがあります。そのパターンをできるようになるためには、この「両膝を立てる」という動作が可能かどうかが大切です。

A 確認 左右1回ずつ

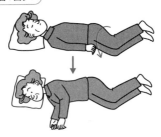

立てた両膝を左右どちらかに倒すと、お尻の片方がベッドから離れ、骨盤から腰へと体幹がねじれ始めます。最後には腕が動いて肩甲骨がベッドから離れて、側臥位へとなることができます。

> **注意!** まれに体幹の柔軟性が高かったり、筋力が弱すぎると、下半身だけがねじれることがあり、そのときはうまく寝返ることができません。

B 目標 左右1回ずつ

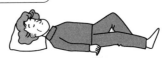

まずは片足ずつ立ててみるところから始めましょう。反対の足の踵で踏ん張れば、膝が立てやすくなります。

C 目標 左右1回ずつ

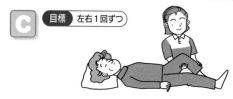

片足を立てることも難しいようであれば、介助してもらって膝を立てた姿勢を作り、その姿勢を維持しようと力を入れてみましょう。足の裏でベッドを押すイメージをすると、力が入りやすくなります。

D 目標 5〜10回

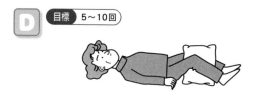

両膝の間にクッションを挟んで締め付けると、内転筋が刺激されます。足の固定だけでなく骨盤底筋にも大変効果的ですので、尿漏れ対策にもなります。

E 目標 できる範囲で

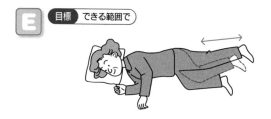

介助で側臥位の姿勢をとります。下になった足は膝を曲げて体を固定します。その状態で、上になったほうの足を曲げ伸ばししましょう。重力の抵抗がなくなり、1人でも動かしやすくなります。

3 お尻を上げる（1回）

片膝を立てた姿勢でベッドを足の裏でしっかりと押すことができれば、大殿筋や背筋群を使って寝返るパターンが可能となります。ちょうど体がエビ反りになる感じです。

A 目標 1回

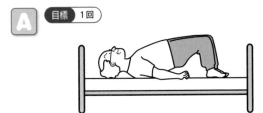

たとえわずかでもお尻が浮けばいいのですが、たとえ浮かなくても足を踏ん張ることは大切です。両手でベッドを押せば、お尻は上がりやすくなります。

B 目標 10回

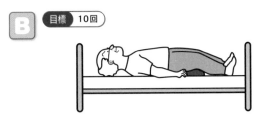

膝の下にクッションを入れ、そのクッションを膝の裏でベッドに押し付けるように力を入れてみましょう。大腿四頭筋も働きますが、お尻が浮けば大殿筋や背筋にもしっかり刺激が入ります。

C 目標 左右10回

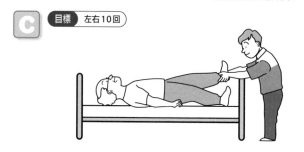

介助者が片足の踵を持って30度ぐらい持ち上げます。そこからベッドに向かって踵を落とすように力を入れてもらってください。介助者は足の重みだけで足が下りていかないように、わずかに抵抗をかけます。左右交互に10回ずつぐらいから行います。

D 目標 30回

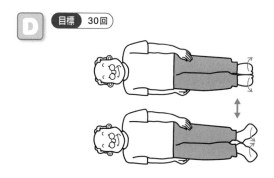

背臥位で膝を伸ばして、踵をしっかりくっつけます。力を抜けば指先が外側に大きく開いて、足部がアルファベットのVの字になります。親指の付け根をコツコツと当てるように足の閉じ合わせを、30回ぐらい繰り返します。股関節周囲の筋肉を鍛えることができます。

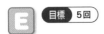

目標 5回

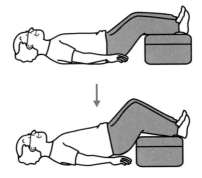

腰が痛い、もしくは背中が丸くなっていて（円背）、お尻上げができない場合があります。そのときは、いすなどに膝から下を乗せて、膝と股関節が80度ぐらいになるように寝ころびます。そこからふくらはぎをいすに押し付ければ、背中が浮くような力が働きます。

実際に背中が浮かなくても良いので、力を入れる練習をしましょう。

④ 手や足をクロスする

腕や足を反対側に移動させる動作が引き金となって寝返りをする、実はこれが一番オーソドックスな寝返りです。寝返りは簡単に言えば、体を丸める動作です。すべての関節を屈曲方向に曲げることです。四肢の関節の動きが不十分だと、このパターンでの寝返りが困難となります。

A　目標　10回

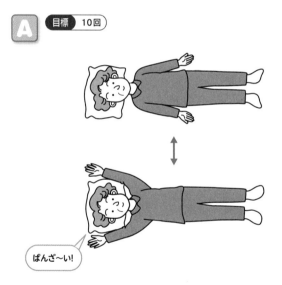

ばんざ～い！

まずはバンザイをして、肩に痛みがないか確認しましょう。肩の関節は年齢とともに上がりにくくなります。まして寝たままで行うと、肩甲骨も自由に動きませんので、さらに上がりません。痛みのない範囲で声を出しながら「ばんざーい！」を10回行います。

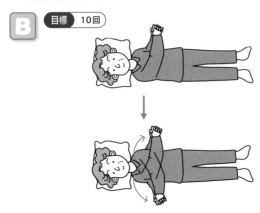

B 目標 10回

両手を握って天井に向かって肘を伸ばします。その姿勢で左右に大きく腕を振りましょう。腕をできるだけ遠くに伸ばすと、効果が高まります。

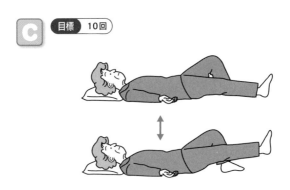

C 目標 10回

片膝を立てて、反対の足はまっすぐ伸ばします（できなければ両足を伸ばしたままでも結構です）。その姿勢から、伸ばしたほうの足を30度ぐらい、膝を伸ばしたまま10回上げ下げします。

D （目標）左右10回ずつ

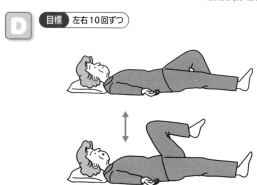

立てた膝を、できるだけ胸のほうまで10回持ち上げましょう。

E （確認）左右1回ずつ

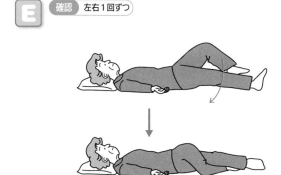

最後に、体がねじれるかを確認します。片足を反対側に動かすと、体が自然とねじれます。左右同じぐらいねじれるかを確認しましょう。

5 ベッド柵を引っ張る

足の力が不十分で、寝返りが困難な場合でも、腕がベッド柵に届いてしっかり握れるならば、寝返りが可能なことがあります。ただし、全身を引き付けるための腕力と、体に無理のないポジション作りが重要です。

A **目標** できる範囲で

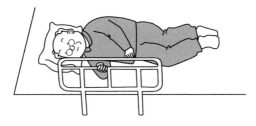

実際にベッド柵を引く練習を重ねてみましょう。動かせない部分だけを介助者が手伝うと、さらに効果的です。全身を丸くさせるのが寝返りのコツです。意識して丸くなるように、足にも力を入れましょう。

 ベッド柵に近いと、腕が曲がりすぎてそれ以上力が入りません。使いやすいほうの腕を使ってください。

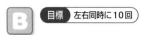

2 リハビリの動作

B 目標 左右同時に10回

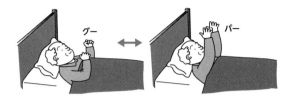

グー　パー

両肘の曲げ伸ばしをしましょう。肘を曲げるときは指は
グー、伸ばすときは手のひらをパーにすると、自然と力が
入りやすくなります。左右同時に10回行います。

C 目標 10回

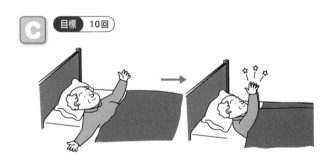

両腕を広げて大の字に寝ます。両肘を伸ばしたままで、胸
の上の辺りで手を叩いてみましょう。手を打ってパチン！
と大きな音がでますか？　腕の力だけでなく、大胸筋を使
うことも大切です。

D 目標 10回

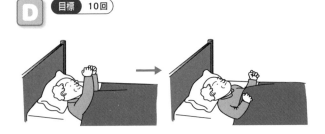

両手をグーにして天井に向けて、両腕を伸ばした姿勢から、10回腕を曲げます。肘でベッドを押して腰から背中がベッドから少し浮くくらいまで、広背筋に力を入れます。

E 目標 10回以上

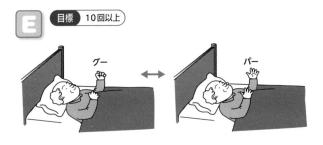

握力も非常に大事です。グー、パーを10回以上繰り返します。早く動かしたり、ゆっくりしっかり動かしたり、指折り数えて動かしたり、いろいろな工夫ができます。

 ヒント　柔らかいボールやタオルを丸めたものを使うと、握力が意識しやすくなります。

介助・支援の ポイント　寝返り

　寝返りができるようになったからと言ってリハビリを止めてしまうと、すぐに筋力は低下しますので、いつの間にか、また寝返りができなくなってしまう可能性があります。

　できる動作は自分で続けるからこそ、日々の生活が自然とリハビリになります。

　たとえ寝返りがすぐにできなくても、諦めずに続けましょう。QOL（生活の質）を高めることは、機能訓練だけのリハビリでは実現できません。たとえ寝返りができなかったとしても、できる動作はあります。むしろこのレベルの人は、積極的にできることをしてください。

　指や腕の曲げ伸ばしやバンザイができるなら、それを続けましょう。深呼吸だって立派なリハビリです。テレビを見る、昔の写真を眺める、そんな小さな積み重ねが、日常生活を変えていきます。

 ○○のつもりでやってみよう！

●大殿筋を鍛えるエアリハ

　背臥位で両膝を立てます。そこから両足を踏ん張って、お尻を持ち上げます。背中が反り返るまでする必要はありません。太ももと体幹が一直線になるまでで大丈夫です。

　ここまでは普通のお尻上げの運動ですが、1つ「想像」という工夫をすると、力の入り方が変わります！

　自分の腰にタオルを巻いて「誰かに引っ張り上げてもらっている」つもりで、お尻上げをしてみてください。

　何も考えずにお尻上げをするのとは、大殿筋への刺激がまったく違うことがわかると思いますよ！

　寝ているだけの姿勢と、起き上がった姿勢とでは、体にかかる負担が一気に変わります。寝たままの姿勢だと心臓から流れ出た血液は、頭にも足にもベッドとほぼ平行に流れます。

　しかし起き上がると、この血液の流れがタテ方向に変わります。地球には重力がありますので、足に向かう方向へは特に負荷もなく流れていきますが、頭に向かう血流や足の末端まで届いた血液は、重力に逆らわないと心臓に戻って来られません。

　それでも人間は自律神経が調節を行って、特に頭への血流が一気に低下しないように血圧や脈拍数を上げたり、足への血流量を減らしたりすることで、立ちくらみを防いでくれます。

　寝たままでいると、この自律神経の働きが刺激を受けず、骨粗鬆症、筋力低下、関節拘縮、床ずれ（褥瘡）だけでなく、立ちくらみから転倒や骨折のリスクが高まります。

 「褥瘡」は、一般には「床ずれ」と言われるものです。臥床状態が続くと体の突出している部分が皮膚を圧迫し、血流が滞って酸素や栄養が行き届かず、軽度では皮膚の発赤、重度になると脂肪や骨が露出します。

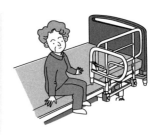

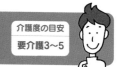

6 枕なしで、頭上げが10回
できる。

☑ リハビリ P.48

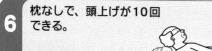

7 お尻上げが10回できる。

☑ リハビリ P.50

8 寝た姿勢で両手両足を同時
に、空中にピタッと止める
ことができる。

☑ リハビリ P.53

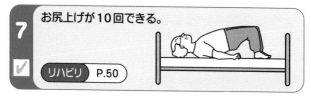

9 両膝を立てて、左右に足を
倒して体をねじることがで
きる。

☑ リハビリ P.56

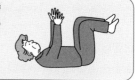

10 ベッドを押して体を起こす
ための腕の力がある。

☑ リハビリ P.59

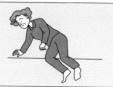

6 枕なしで、頭を上げる

起き上がりで一番大事な筋肉は腹筋です。腹筋が弱ると体を起こせないばかりか、頭さえ持ち上げられなくなります。また、頭上げの運動をしても腹筋が鍛えられる前に、まず首の筋肉が疲労してしまいます。首の筋肉は呼吸筋の役割も兼ね備えているため、首の筋肉の低下は深呼吸すら辛くなってしまうのです。

A 目標 10回

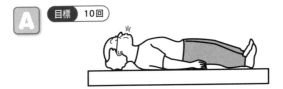

まずは腹筋に力を入れて、息をすべて吐き出すつもりでお腹を凹ませてみましょう。10回深呼吸します。できるだけゆっくり長く息を吐いてみます。うまくできない人は口をすぼめて息を吐くと、腹筋に力を入れやすくなります。

B 目標 10回

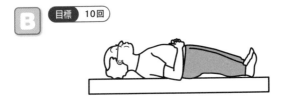

おへその辺りに手を乗せて、お腹を凹ませたり突き出したりを10回繰り返します。▲ではお腹を凹ませることを意識しましたが、今回はお腹を突き出すことを意識します。

2 リハビリの動作

C 目標 10回

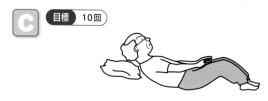

両膝を立てて、枕をしたままおへそを見るように10回頭上げをしてみましょう。枕がない状態よりも、かなりやりやすくなります。両手が太ももまで届きますか？　両膝が立たない場合は、両腕でお尻を持って、頭上げを行ってみてください。

D 目標 10秒

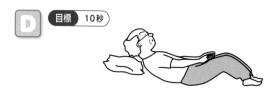

次に頭を持ち上げたまま、その位置で10秒止めてみましょう。このときに息を止めて力を入れてしまいがちなのですが、血圧が急に上がってしまう恐れがあります。息を吐きながら、もしくは数を数えながら運動してください。

E 目標 5回

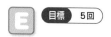
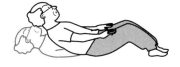

最後は枕を抜いて、一度頭を持ち上げてから、3秒かけてゆっくり下ろしましょう。5回が目標です。

7 お尻を上げる（10回）

起き上がるときに腹筋が大切という話をしましたが、それだけではありません。特に起き上がりの後半から坐位にかけて、体幹を安定させなければなりません。脊柱起立筋や大殿筋といった体の後ろ側の筋力も必要となってきます。

A 目標 3秒×5回

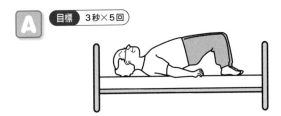

少ない回数であったとしても、お尻上げの運動で大切なのは、持ち上げたお尻を上で3秒止めることです。体が反るまでお尻を持ち上げる必要はありませんが、体と太ももが一直線になるよう頑張りましょう。

B 目標 3秒×10回

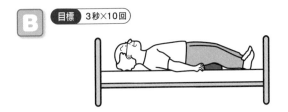

膝の下にクッションを入れ、そのクッションをベッドに押し付けるように力を入れてみてください。お尻をしっかり浮かせ、体が1枚の板になるイメージで3秒止めます。大殿筋や背筋にもしっかり刺激が入ります。

C 目標 3秒×5回

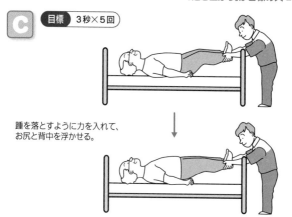

踵を落とすように力を入れて、
お尻と背中を浮かせる。

介助者が両足の踵を持って30度ぐらい持ち上げて、その位置で支えます。そこからベッドに向かって、踵を落とすように力を入れてもらってください。お尻と背中が浮いてきます。

D 目標 左右10回ずつ

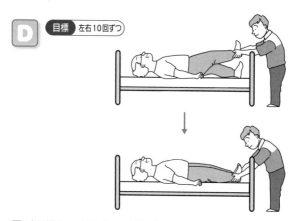

Cが困難なようなら、片足ずつ行ってみましょう。お尻が浮くにはかなりの筋力が必要ですので、まずは介助者は抵抗をかけ、持ち上げた足をベッドにつくまで動かします。

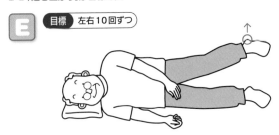

E **目標** 左右10回ずつ

側臥位になり、上になった足を、股を開くように横に10回持ち上げます。このとき、できるだけ踵を天井に向けるようにしてください。つま先が上を向いたり、体が上を向いてきたりすると、鍛えようとしているお尻横の筋肉（中殿筋）が働きません。

Column 介護保険のリハビリ

● 要介護と要支援の違い

　一般に、医療保険（病院）での治療やリハビリが終了し、その後リハビリが必要であれば、介護老人保健施設（老健）や通所リハビリテーション（デイケア）など、介護保険でのリハビリを利用します。介護保険のリハビリは、寝たきりにならないよう「重度化を防止」し、逆に介護保険を卒業できるよう「自立を支援」することが目的です。

　介護保険のリハビリを受けるためには、まず「要介護認定」を受ける必要があり、その認定結果には以下の3種8段階があります。数字が大きくなるほど重度で、使えるサービスの限度額は増えていきます。

自立 ：介護保険を利用しなくても生活が可能（非該当）
要支援：1〜2の2段階。将来的に介護状態になるリスクがある（介護予防サービス利用可）
要介護：1〜5の5段階。日常生活に介護が必要な状態（介護サービス利用可）

8 寝た姿勢で、両手両足を空中に上げる

起き上がるときに、両足をいったん振り上げてから、その両足を下ろす勢いを使って上半身を起こすやり方があります。上半身が重くて腹筋だけでは起き上がりにくい場合にみられますが、お勧めできない方法ですので、体を痛めないよう注意してください。

A 目標 左右10回ずつ

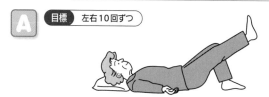

片膝を立てて、反対の足はベッド上にまっすぐ伸ばしておきます。伸ばしたほうの足を膝を曲げずに持ち上げてみましょう。最初は30度ぐらいから、できれば膝を立てたほうの太ももと横並びになるまで上げます。左右10回ずつ行ってください。

B 目標 左右10回ずつ

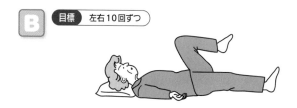

膝を曲げながら片足を持ち上げます。膝をできるだけ胸に近付けるよう心がけてください。左右10回ずつ、ゆっくりしっかり動かします。

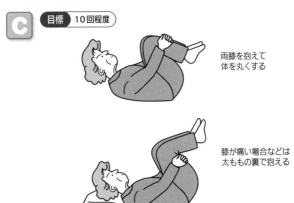

C 目標 10回程度

両膝を抱えて
体を丸くする

膝が痛い場合などは
太ももの裏で抱える

両膝を抱えて体を丸くします。膝が痛い場合は、太ももの裏で足を抱えましょう。

その姿勢のままで左右に体を揺すります。いきなりすると倒れてしまうので、揺れ幅は少しずつから始めましょう。できない場合は手を離して、両手をベッドの上に置けば、やりやすくなります。

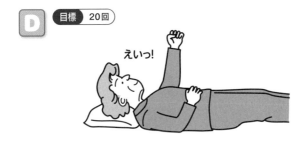

D 目標 20回

えいっ!

背臥位で、片手ずつこぶしを天井に向けて20回突き上げます。「えいっ!」や「1、2、… 」など大きな声を出しながらすると、腕に力が入りやすくなります。

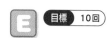

E 目標 10回

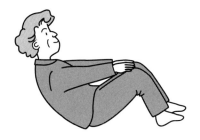

枕を抜いて両膝を立てて、膝に指先がつくまで頭上げを
します。目標は10回です。指先が膝につくということは、
頭だけでなく肩甲骨がベッドから離れます。これができる
ようになってくれば、起き上がるのはもう目の前です。

> **注意!** 足を振り下ろすという起き上がり方は、筋力が弱って
> きた人や上半身が重くなってきた人が、自身で工夫し
> て（楽をして）行う方法です。この方法で起き上がる人は、自分
> はまだ大丈夫だと思っている場合が多いように感じます。
> 腰痛の原因にもなりかねませんので、弱っている筋力を知り、体
> 重のコントロールも意識して、正しい起き上がり方をマスターし
> てください。

9 立てた両膝を左右に倒して、体をねじる

起き上がりと言っても、そのまままっすぐに起き上がってくる高齢者はほとんどいません。一度どちらかに体をねじり、肘をついて起き上がります。腰痛があったり、体の柔軟性が低下すると起き上がりにくくなるのは、このためです。
これらの改善には以下 A ～ E のストレッチがとても有効です。無理せず気持ち良いところで、必ず深呼吸しながら行ってください。

目標 左右10秒ずつ

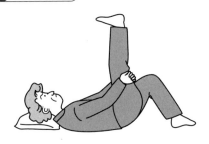

寝た姿勢で膝をできるだけ伸ばして、片足だけ持ち上げます。そしてちょうど膝の裏から太ももにかけた辺りで指を組みます。しっかりと手に力を入れたまま、踵を天井に向けて蹴り上げるように力をいれます。足全体の裏側の筋肉のストレッチです。左右10秒ずつ伸ばしましょう。

ヒント 自分でできない場合は、介助者の肩にアキレス腱辺りを乗せて、両手で膝が曲がらないように押さえながら、急激に痛みを起こさないよう、ゆっくりと足を上げていきます。

2 リハビリの動作

B （**目標** 左右10秒ずつ）

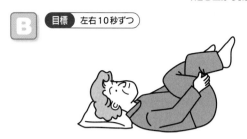

少し難しいですが挑戦してみましょう！ 足を組んで、両手で両足ごと体に引きつけていきます。びっくりするほどお尻の筋肉が引っ張られますよ。大殿筋のストレッチです。

 （**注意！**） 自分でできない場合は、介助者が足元からゆっくり押してあげてください。

C （**目標** 左右10秒ずつ）

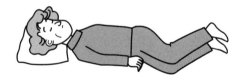

両膝を立てて、膝を離さないようしっかりくっつけたままで、左右どちらかに下半身をねじりながら倒していきましょう。このとき、両肩がベッドから浮かないように気を付けてください。気持ち良いところで止めて、10秒間深呼吸します。

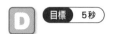

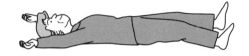

背臥位でバンザイをします。そこから両手と両足を同時に誰かに引っ張られているつもりで、5秒間ぐーーっと背伸びをしましょう。

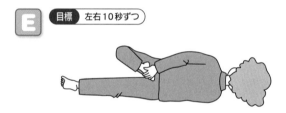

側臥位になり、上になった足の甲を持って膝を曲げていきます。できるだけ背中が曲がらないように、胸を張って太ももの前の筋肉を伸ばします。

注意! 膝の痛い人は無理をしないようにしてください。

⑩ ベッドを押して体を起こす

背臥位から側臥位になり、両足をベッドから下ろします。これと同時に、上半身に力を入れて頭と肩甲骨周囲を持ち上げ、「肘だけをついた半分寝たような姿勢」になります。腹筋がしっかり働けば、この姿勢を取ることができます。あとは手のひらでベッドを押して坐位の姿勢となり、起き上がりの完成です。

ヒント 「肘だけをついた半分寝たような姿勢」のことを、「on elbow（オン・エルボー）」といいます。これができない人が多く、逆に言えば、介助はここだけすればよいのですが、仰向けの状態から介助してしまうことが多くて、介助者の腰への負担になっています。
なお、「手のひらでベッドを押した姿勢」のことを「on hand（オン・ハンド）」といいます。

A 目標 5秒

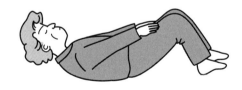

まず両膝を立てます。太ももの付け根に両手をあてて、動かない太ももを5秒間押すように力を入れます。声に出して数を数えることが、急激な血圧上昇の予防法です。上腕三頭筋という腕を伸ばす筋力を鍛えます。

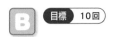

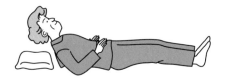

両肘を90度に曲げて脇を閉めます。そこから肘でベッドを押しながら、頭上げの運動を10回します。意識は背中を少し浮かせようということに集中してください。

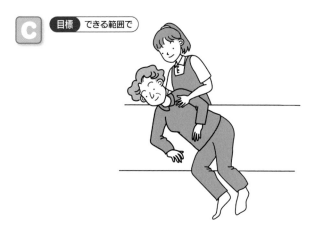

側臥位の姿勢から、実際にon elbowの姿勢を取ってみましょう。できなければ介助します。介助者は、上になったほうの肩と肩甲骨に手を当てて、挟むように力を入れます。「いち、にの、さん」で肩を引き上げ、そのタイミングに合わせて肘を引いてもらいます。うまくon elbowになれるよう、2人で声を合わせる練習が大切です。

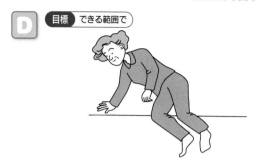

D 目標 できる範囲で

無事にon elbowの姿勢が取れれば、そこから手のひら
をベッドについて、腕を伸ばします。しっかりと腕が伸び
ればon handの姿勢です。これは実際の練習でできるよ
うになることが多いので、何度も練習してみましょう。

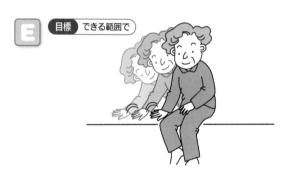

E 目標 できる範囲で

on handからはベッドについた手を何回かに分けながら、
トントントンと体の近くに手を付き替えていけば、ベッド
横に座る姿勢（端坐位）を取ることができます。

> **注意！** 座れたからといって決して安心しないでください。め
> まいや立ちくらみ、体幹の筋力不足で坐位姿勢を保つ
> ことができず、倒れてしまう可能性を忘れないでください。どの
> 方向に倒れるかも予測できません。必ず誰かが側で、「倒れると
> いう前提」で見守ることがとても大切です。

起き上がりは非常に重要な動作であるとともに、体力が低下した人にはとても難しい動作でもあります。体幹が不安定で、なかなか起き上がれないという人は、ギャッジアップベッドを利用するという方法もあります。

　ギャッジアップベッドは、背もたれが電動で起き上がるベッドのことです。このベッドを利用して、横向きに寝て足をベッドから下ろし、ベッドを電動で起こしてみましょう。ある程度の角度までくれば、自分の力で起きてみようと、自発的な動きが出る場合があります。

　たとえ少しの動きでも、全介助で起き上がることとの差は、筋力的にも意欲的にも非常に大きいものです。

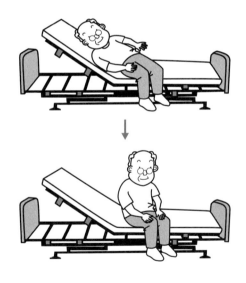

人であっても機械であっても、完全に頼りきらないようにします。すべてを手伝うと、できる動作を奪ってしまうことになるのです。このことを忘れないでください。

 ○○のつもりでやってみよう！

● **腹筋を鍛えるエアリハ**
仰向けに寝て、両膝を立てます。

 腹筋の運動をするときは、必ず膝を立てましょう。腰痛予防になります。

ここから頭を持ち上げますが、完全に起き上がる必要はありません。おへそを見るように、少し肩甲骨が浮き上がるまでで大丈夫です。

このとき、両手を前にのばして、「誰かにグーッと引っ張ってもらっている」つもりで、頭上げをしてみてください。

腹筋がカチカチになるぐらい力が入ります！

想像ひとつで筋肉の動きが変わります。

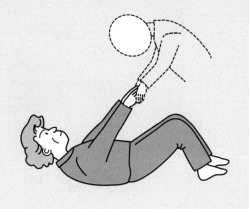

2-3 「坐位〜立ち上がり」が目標の人

　起き上がりが1人でできなくても、坐位保持や立ち上がりならできる人は多くいます。たとえ手すりを持ちながら座っているだけであっても、自律神経がとてもよい刺激を受けますし、また体に重力を感じるということは姿勢を保持するための筋肉も活動し続けますので、高齢者には適度な運動療法とも言えます。

　そして座ることに慣れてくれば、立ち上がりにぜひとも挑戦したいものですが、ここで気を付けたいのが転倒の危険です。いくら本人が「立てる！」と言い張っても、ベッド上の生活が長引けば長引くほど、予想以上に足の力は弱っています。そして実際に立つ動作をするまでは、足の筋力低下に気が付かないこともあるでしょう。

　特に大腿四頭筋が弱ると、立ち上がった瞬間に全身の重さに耐えきれず、膝がかくんといきなり曲がる、いわゆる「膝折れ」が生じて転倒ということになりかねません。

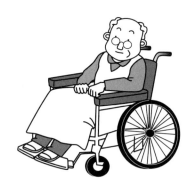

11 坐位で、足踏みが20回できる。

 リハビリ P.66

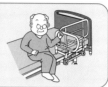

12 坐位で、足を10回組み替える
ことができる。

 リハビリ P.68

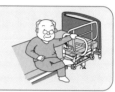

13 坐位で、両膝を伸ばして、
足を10秒持ち上げること
ができる。

 リハビリ P.70

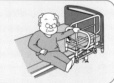

14 坐位で、ボート漕ぎ運動が
大きく10回できる。

 リハビリ P.72

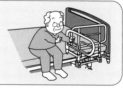

15 坐位でおじぎをして、一瞬
でもお尻を持ち上げること
ができる。

 リハビリ P.75

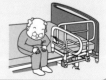

11 坐位で足踏みをする

坐位で足踏みといっても、しっかり足を上げて両手も振ってできる人から、手すりを持ちながら足を少ししか上げられない人まで、レベルはさまざまです。その違いの1つは、体幹の安定性です。座っていても、立ち上がっても、安定した姿勢を保つために、まずは体幹です。手すりの支えなしでじっと座っていられるか、確認しましょう。

A まずは座って100回を目標に腕をしっかり振ってみます。手はかるく握り、肩と肘は力まずに、背すじをしっかり伸ばして、視線は遠くを見つめます。両肘を後ろに引く要領で腕を振ります。

目標 100回

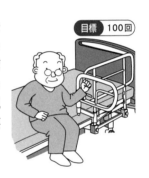

B 次は体が揺れないように手すりをしっかり持ちながら、20回を目標に実際に足踏みをしましょう。床をドンドンと踏み鳴らすようにすると、力を入れやすくなります。

目標 20回

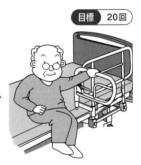

C それでは腕を振りながら、実際に足踏みもします。

目標 20回

念のため、すぐに手すりに手が届くところで行いましょう。慣れてきたら、できるだけ膝を高く上げて足踏みします。一気に膝を高く上げると後ろに転んでしまいますので、体幹が安定していることを確認しながら徐々に行います。

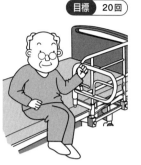

D **目標 左右10秒ずつ**

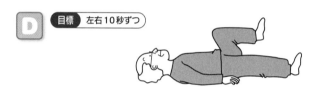

うまく足踏みができない人は、腸腰筋という股関節の筋肉が弱っているか、体幹の筋力が弱っている可能性が高いです。寝た姿勢で片足ずつ膝を曲げて、できるだけ胸に近い位置で10秒間じっと止めてみましょう。

E **目標 10秒止める**

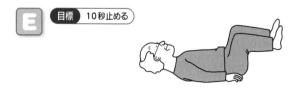

背臥位から両方の膝と股関節を90度に曲げて、その位置で10秒止めますが、それと当時に頭も持ち上げます。呼吸を止めないよう注意しましょう。

12 坐位で足を組み替える

足を組み替えるという動作は、足踏みをするより
も、もっと膝を高く上げる必要があります。また、
足を組んだ坐位の姿勢は片足での支持になります
ので、より体幹の筋力が必要ですし、支持するほう
の足の力も必要になってきます。

目標 左右10秒ずつ

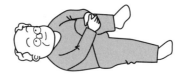

背臥位から片膝を抱き込むようにして、股関節を柔軟にし
ましょう。膝の痛い人は、膝の裏で手を組んで胸のほうに
引き寄せます。10秒間ストレッチします。

目標 左右10秒ずつ

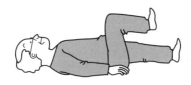

次にその姿勢のままで手を離して、できるだけ膝の位置を
頭のほうに持ち続けるつもりで10秒止めます。呼吸は止
めないように注意してください。

2 リハビリの動作

C 寝た姿勢で足を組みます。その姿勢からベッドについているほうの片足だけで踏ん張って、お尻上げの運動をします。左右10回を目標に頑張りましょう。

目標 左右10回ずつ

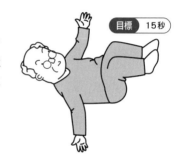

D ⑪の**E**の運動で、さらに両手を大きく横に広げます。深呼吸しながら15秒を目標にやってみましょう。

目標 15秒

E 坐位で手すりを持ちながら、足を組み替えてみましょう。体を左右に少し動かすとやりやすくなりますが、体幹の筋力が弱かったり、足の踏ん張る力が不十分だと、そのまま倒れてしまう危険があります。最初は必ず手すりを持って行ってください。

確認 左右1回ずつ

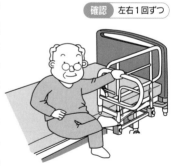

13 坐位で膝を伸ばして足を上げる

立ち上がるときにとても大事な大腿四頭筋という筋力と、姿勢を維持する腹筋の筋力チェックです。しかも支える部分が殿部だけになりますので、バランス能力も必要になってきます。

A 目標 左右10回ずつ

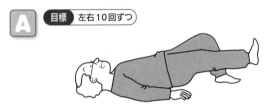

まず片膝を立てます。伸ばしたほうの足は、30度ほど持ち上げて止めます。その姿勢で、片膝を立てた足だけでお尻上げの運動を10回行いましょう。

B 目標 左右交互に10回

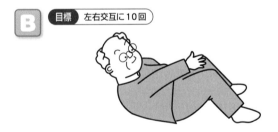

両膝を立てます。右手で左膝を触ることを目標にして、同時に頭上げの運動をします。体が自然にねじれて腹斜筋が鍛えられます。膝までが難しいようであれば、太もものできるだけ高い位置を目標に決めて行いましょう。左右交互に行いながら、10回頭上げをします。

C ベッドから足を下ろして座った姿勢で、片足ずつ膝を伸ばしてみます。10秒間止めてみてください。そのときに足首をしっかり自分のほうに曲げると、大腿四頭筋に力が入り、より効果的です。目標は10回です。

目標 左右10秒×10回

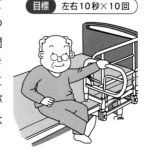

D 片足ずつ自転車こぎの要領で、足を前回りにくるくると連続10回回します。左右終われば、後ろ方向にも10回回しましょう。

目標 左右10回ずつ

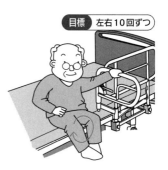

E 片足の太ももの裏側で手を握ります。そのまま背すじを伸ばして、太ももを持ち上げます。軽く肘を曲げた位置で、腕は足を引っ張り上げるように力を入れ、足は地面を蹴る方向に力を入れます。見た目には動きはありませんが、腕にも足にも力が入ります。呼吸を止めないように深呼吸しながら、10秒行います。

目標 左右10秒ずつ

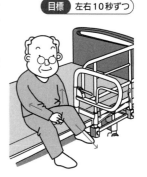

14 坐位でボート漕ぎ運動をする

立ち上がるときに大事なことの1つに、重心移動があります。当然、下から上に重心は移動しますが、実は後ろから前にも移動します。体の中心、おへそ辺りに重心点があるとすると、座っているときと立ったときでは、斜め上方に重心点が移動することがわかると思います。上下運動は足の筋力に頼る面が大きいですが、前後の重心移動はおじぎの動作と足の位置に影響されます。

A 目標 10回

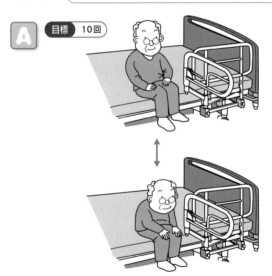

ベッドから足を下ろして座り、自分の太ももを、付け根から膝まで両手でゆっくり10回なでましょう。そのときに、手の動きに合わせて体も前後に軽く動かします。あまり太ももを強く押さえずに、軽くなでるようにすると腹筋にしっかり力が入ります。

2 リハビリの動作

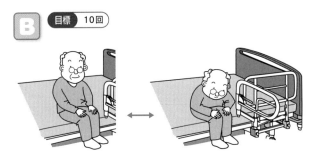

B 目標 10回

両膝に両手を置き、しっかり体を支えます。そのまま両腕を曲げながらおじぎをしてから、腕の力も使いながら体を起こして姿勢を正します。10回行います。慣れてきたら、手の力を少しずつ抜いていきましょう。背筋の運動です。

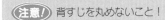

注意! 背すじを丸めないこと！

C 目標 10回

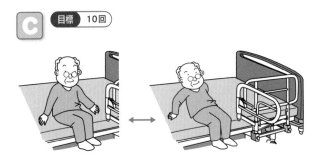

まず体を後ろにゆっくり倒しますが、倒れないように両肘をしっかり伸ばして両手を体の後ろのほうについて支えます。手でベッドを押す力と腹筋をしっかり使って、体を起こしてまっすぐの姿勢になりましょう。そのとき、両手は体の横につきます。この前後の動きを10回行いましょう。

D 目標 左右10回ずつ

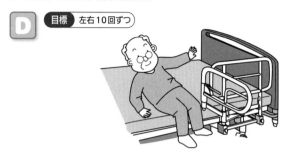

坐位から、横に倒れて片肘をつきます（起き上がりのときに行ったon elbowの姿勢です）。そこから肘でベッドを押す力と腹筋を使って、体をまっすぐに起こしていきます。一度にできないときは、一旦手をついてon handになってから起き上がりましょう。これを左右10回行います。

E 目標 10回

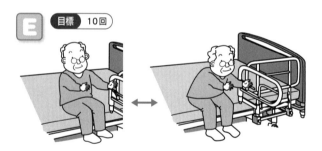

坐位で「前にならえ」の姿勢をとり、指先ができるだけ遠くに行くように体を前に倒していきます。最初は短い距離から始めます。両手の高さを保ったまま、体を前後に10cm程度10回動かします。体幹の力が弱いと転倒の危険がありますので、誰かが側について安全に行いましょう。

注意! 下を向かず、しっかり前を見て、背すじを伸ばして行います。

15 坐位でおじぎをして、お尻を持ち上げるために

立ち上がりができるかどうか、一番の分かれ目がこの動作です。たとえ介助があったとしても、お尻を一瞬でも持ち上げることができれば、その後、膝を伸ばして立ち上がれる人は多いです。「筋力アップ」「ちょっとしたコツ」「環境の変化」で、立ち上がりの自立を目指しましょう！

A 立ち上がりのコツの1つ目は、足の位置です。坐位で足の裏がしっかり床についたままで、90度以上膝を曲げます。足の位置が体から遠いとそれだけ重心移動が大きくなりますので、たとえ筋力が十分であっても立ち上がれなくなります。足首の柔軟性も必要です。

確認 1回

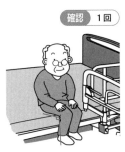

90度以上膝を曲げる。

B もう1つのコツは「おじぎ」の動作です。お尻にある重心点を前方にある足部に移動するためには、まずは上半身を前方に移動する必要があります。ただ、体幹の筋力が不十分だと、安定した「おじぎ」ができません。

確認 1回

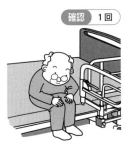

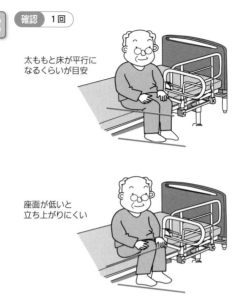

太ももと床が平行に
なるくらいが目安

座面が低いと
立ち上がりにくい

環境の変化とは、座面の高さを変えるということです。高い座面と低い座面では、高い座面のほうが立ち上がりやすくなります。まずは腰かけたときに、太ももと床面が平行になるくらいの高さにしましょう。これが、安全かつ立ち上がりやすい1つの目安になります。

注意！ お尻が沈み込むようなソファーやお風呂にあるような低い腰かけは、下肢筋力が弱るほど立ち上がりにくくなります。逆に高すぎて足底が床にしっかりついていなかったり腰かけが浅いと、ずり落ちの危険があります。

D 確認 1回

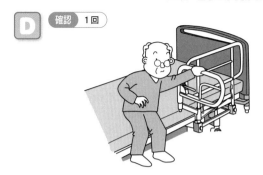

実際に立ち上がってみましょう。足の位置とおじぎを意識して、まずは手すりをしっかり握って腕を引く力を借りて、お尻を浮かせてみましょう。ある程度お尻が浮けば、手の力に頼り切らずに、足にしっかり力を入れて立ち上がります。

E 確認 1回

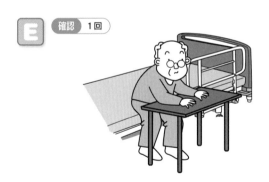

手すりがなければテーブルなどを利用します。テーブルに手をついて、引くのではなく手で押す力を借りてお尻を浮かせます。足の位置とおじぎを意識して、立ってみましょう。なかなかお尻が浮かないという人は、まずは両肘をついておじぎをしてみてください。肘で踏ん張ると、お尻はもっと浮かせやすくなります。

介助・支援のポイント 坐位 ～ 立ち上がり

　1人で立ち上がれない人を介助するときに、ついやってしまうことがあります。それは、正面からの声かけです。

「さぁ、立ってみましょう。」

　先にも説明しましたが、立ち上がるポイントの1つにおじぎがあります。正面に誰かがいると、そのおじぎを邪魔することになります。介助も力任せに上に引き上げてしまうことになり、お互いが辛い思いをします。

　立ち上がりの介助は横から。

　腰のベルトやズボンを持って、おじぎを促すように自身の前腕で相手の背中を押しながら、前と上（斜め上）の方向に介助してみましょう。決して上に引き上げないこと。斜め前に押し出すように介助することで、とても楽に介助できます。

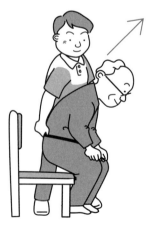

○○のつもりでやってみよう！

●肩甲骨周囲を鍛えるエアリハ

　良い姿勢を保つためにも、広背筋はとても大切です。坐位ができる、とても簡単なエアリハを紹介します。

　エア懸垂です。

　まずは坐位で、両手を上げて「鉄棒にぶら下がった」つもりになります。そこから両腕を曲げて、鉄棒を胸の前まで引き寄せます。上を見ながら、そして背中で肘をできるだけ絞って、力を入れるようにしましょう。胸を張った良い姿勢は転倒予防につながります。

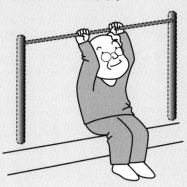

 良い姿勢とは、立位を横から見たときに、耳、肩、股関節、膝の真ん中、外くるぶし（外果）が縦一直線になる姿勢と言われています。

ベッドから離れた生活を行うには、この「移乗」という動作を確実に身に付ける必要があります。この移乗の動作での注意点は次の2つです。

① 立ち上がった姿勢で、その場で方向転換をするということ。
②「座る」という動作があること。

方向転換は非常にバランスを崩しやすいため、手すりなどの環境面でフォローすることが必須です。そして座る動作ですが、足の力が弱っていると、立ち上がることより、座る動作が苦手な人が多いように感じます。

どのような動作で表れるかというと、どすーん！と尻もちを付くような座り方をされる人が非常に多いのです。柔らかいいすやベッドの上であればまだ安心できるのですが、これが床へ倒れ込んでしまうと脊椎圧迫骨折のリスクが高まります。

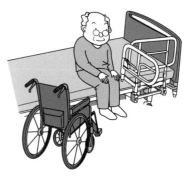

介護度の目安
要介護2〜3

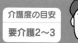

2 リハビリの動作

16 手すりを持って、踵上げが10回できる。

リハビリ P.82

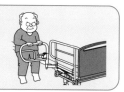

17 手すりを持って、立った姿勢で足踏みをゆっくり10回できる。

リハビリ P.85

18 手すりを持って、サイドステップが10回できる。

リハビリ P.88

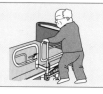

19 手すりを放して、立ったままバンザイができる。

リハビリ P.91

20 手すりを放して、継ぎ足で立っていられる。

▼継ぎ足

右
左

リハビリ P.94

16 踵を上げる（手すり使用）

かかと

今までは比較的安全なベッド上での動作（起居動作）でしたが、いよいよベッドから離れる動作の練習です。つまり立って移動するという、より目的を伴った動作です。介護が必要な人からよく聞くのが「しもの世話で迷惑をかけたくない」という言葉です。つまりその主な目的は、自分自身でポータブルトイレを使用するということになります。

 目標 50回

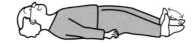

まずは背臥位になり、足首を軽く上下に動かしてみましょう。ふくらはぎがじんわりとだるくなるまで、50回を目標にゆっくり始めてください。

B 次に、ベッドの端に座った姿勢で片足を組んで、上になった足のふくらはぎのマッサージをしましょう。急激に動かすとこむら返りを起こしやすいので、ウォーミングアップです。

目標 2〜3分

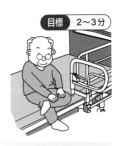

ヒント 立位保持に必要な筋肉はたくさんありますが、ベッド上ではほとんど使うことのなかった筋肉があります。「第二の心臓」といわれる下腿三頭筋です。下肢の血液を重力に逆らって心臓に戻す役割があるために付いた名前です。

C 目標 30回

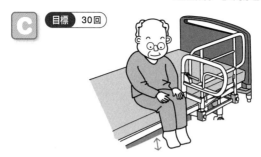

ベッドの端に足を下ろして座ります。その姿勢で踵上げ（つま先立ち）を30回行います。

D 目標 左右10回ずつ

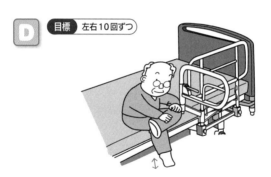

坐位になり片足を組みます。さらに膝の上に両手を置いて少し前傾姿勢になり、体重を軽く足に乗せます。この姿勢で片足で踵上げを左右10回ずつ行いましょう。

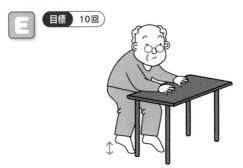

E　目標　10回

下腿三頭筋は、立位バランスを崩さずに立ち続けるために
も重要な役割を果たします。立ち上がって、テーブルなど
しっかりした台に肘をついて、少しもたれるような姿勢を
とります。これで足への負荷が減りますので、この姿勢で
踵上げを10回行いましょう。慣れてきたら肘を伸ばして、
手だけで体を支えて踵上げを10回行ってみてください。
これが楽にできるようになれば、同じようにテーブルに手
をついて、片足だけで踵上げができるか挑戦してみてくだ
さい。

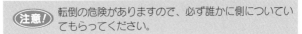
注意!　転倒の危険がありますので、必ず誰かに側についてい
てもらってください。

17 足踏みをする（手すり使用）

移乗という動作は、立ち座りを繰り返すだけではなく、一旦立ち上がり、文字どおり何かに乗り移るために動いて、座るという動作になります。そこで求められる能力が、その場での方向転換と数歩のステップ（歩行）動作です。

A まずは坐位で、足踏みをします。元気よくできるだけ足を持ち上げて、床を鳴らすように足踏みを20回してみてください。

目標 20回

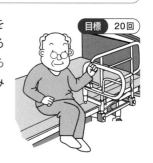

B 手すりを片手で持って、立ち上がり練習をしましょう。立つときは足に思いっきり力を入れることを意識して、座るときはできるだけドスンと座らないようにゆっくり座ります。これを10回行います。

目標 10回

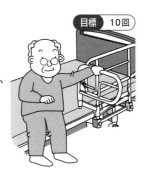

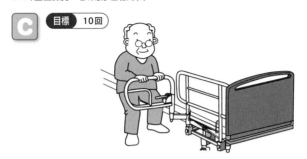

C 目標 10回

次に手すりを持ってしっかり立ち、足を上げる高さはわずかでいいので、ちょこちょこと10回の足踏みに挑戦してみましょう。

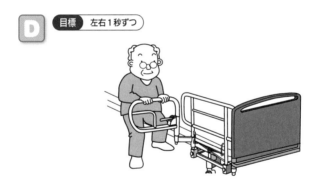

D 目標 左右1秒ずつ

いよいよ手すりを持った片足立ちに挑戦します。いきなりすると膝折れや体のふらつきの危険がありますので、最初は左右1秒から始めてみましょう。

苦手なほうの足（骨折や麻痺など）は特に慎重に、誰かについてもらって行います。余裕が出てきたら、時間を伸ばすよりも、ゆっくりと少しずつ足を高く上げることを意識してやってみてください。

目標　ゆっくり10回

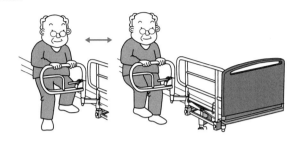

2 リハビリの動作

最後に足踏み10回に挑戦です。目標はゆっくり10回です。
ゆっくりすると片足立ちの時間が長くなるので、それだけ
難しい動作です。最初は普通の足踏みを意識して、リズム
よく10回してみましょう。
余裕が出てくれば、スローモーションで10回できるよう
に、少しずつ頑張ってみてください。

18 サイドステップをする（手すり使用）

サイドステップというのは横歩きですが、手すりを持って端から端に歩くわけではありません。目標はベッドから真横に置いたポータブルトイレまでですので、ここでは方向転換するために数歩歩くことが目標です。

A

目標 左右10回ずつ

まずは手すりを持って立ったまま、その場で膝をしっかり伸ばして足を横に広げる運動をしましょう。左右10回ずつ行います。今はまだ、あまり高く足を上げる必要はありません。できる範囲で安全に行いましょう。

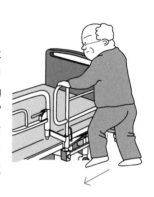

B

足を前後に振ります。左右10回行いますが、体が一緒になって前後に揺れないように、手すりを持ってしっかり体は固定して、足だけ動かすことを意識しましょう。

目標 左右10回ずつ

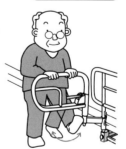

2 リハビリの動作

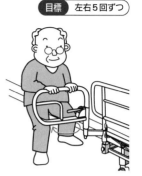

C 次は膝回しに挑戦です。片足立ちになり、上げたほうの膝で円を描くようにくるくると5回回してみます。反対回しも行いましょう。必ず手すりを持ってください。

目標 左右5回ずつ

D 目標 交互に10回

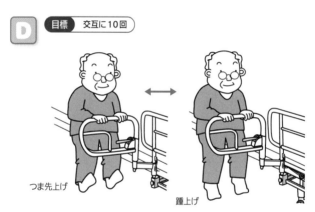

つま先上げ

踵上げ

手すりをしっかり持って、足を揃えて立ちます。踵上げとつま先上げを交互に10回行います。つま先上げは健康な人でもめったにしない運動です。後ろに倒れる危険がありますので、誰かに見てもらいながら注意して行いましょう。

E 目標 2〜3歩

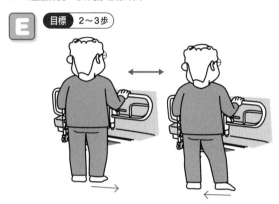

いよいよサイドステップに挑戦です。片方の足を横に1歩だけ出します。足を開いて安定して立っていることを確認して、足を元に戻して気をつけの姿勢に戻ります。次に反対の足でも同じことをしましょう。小股でいいです。安定して移乗動作をすることが目標ですので、体が揺れないようにしっかり腹筋に力を入れ、足を踏ん張り、確実にサイドステップができるように練習します。

慣れてきたら2〜3歩横歩きをしてみましょう（必ず誰かの見守りつきで行ってください）。

19 立ったままバンザイを するために

手すりを持って少しは動けたとしても、何がきっかけでバランスを崩してしまうかはその人それぞれです。少しずつ動く分には安定しやすいですが、手すりから手を放して立ったり、両手を動かしたりすると、重心のコントロールが難しくなり転倒しやすくなります。

A ベッド端に座り、両手と両足を同時に前に上げて、お尻だけでバランスを取って座ります。肘や膝は曲がっていてもかまいません。10秒を目標にしましょう。

目標 10秒×3セット

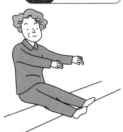

B ベッド端に座り、しっかり上を見ながらバンザイしても倒れないように、バランスを保ちます。可能であれば両足も少しだけ上げてみましょう。後ろに倒れてしまう危険が伴いますので、誰かに側についてもらいながら行ってください。

目標 5秒×5回

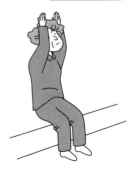

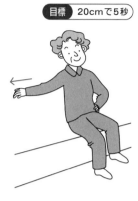

C ベッドの高さを少し上げて、床から両足を浮かせて座ります。片手は肩の高さで横に伸ばし、もう一方の手は腰にあてます。横に伸ばした手の指先を、20cm程度を目標に、少しずつ遠くに動かしていきましょう。伸ばした手と反対側のお尻がベッドから浮き上がっても、バランスがしっかりとれればバッチリです。

目標 20cmで5秒

注意! 浅く腰かけると、ずり落ちの危険があります。しっかり深く座って行ってください。

D **目標** 左右3回ずつ

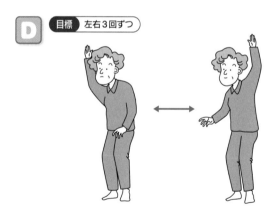

立位になり、片手ずつバンザイをします。顔は正面を向いたままにします。いきなり顔を上げると、バランスを崩して危険です。

E 目標 20cm

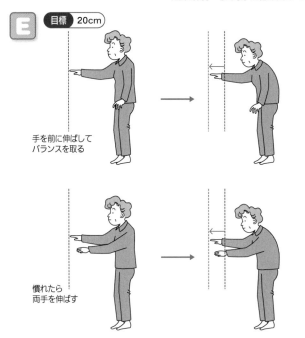

手を前に伸ばして
バランスを取る

慣れたら
両手を伸ばす

立位で片手ずつ前にならえの姿勢をして、足は動かさず手だけ前に伸ばしていきます。数センチ程度前に手を突き出してもバランスが保てるか確認しましょう。左右両方行い、慣れてくれば両手同時に行います。

2-4 「立位保持〜移乗」が目標の人

20 継ぎ足で立つために

おそらくほとんどの人が難しいと思ってしまう動作です。この動作をクリアすることが大切というよりも、ここに示した5つのリハビリをきっちり毎日行うことがとても大切です。すべて10回を3セット行ってください。一気にできなくても、1日の中で数回に分けてしても結構です。

A 目標 10回×3セット

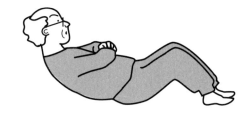

背臥位から両膝を立てて、両腕は胸の前でクロスします。その姿勢のまま、頭を上げ下げしますが、完全に起き上がる必要はありません。肩甲骨が浮くぐらい、ちょうど自分のおへそを見る感じで頭を持ち上げましょう。

頭を上げるときに息を吐き、下ろすときに息を吸います。慣れてくれば、息を吐ききるまで頭を上げ続けてみてください。

B 目標 10回×3セット

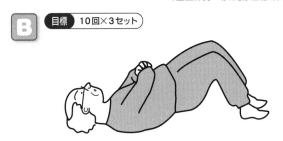

両膝を立てて、両手は軽くお腹の上に置きます。そこから
お尻を持ち上げます。腰をあまり反らさず、太ももと体が
一直線になるところでピタッと1秒止めましょう。
お尻を上げるときに息を吐き、下ろすときに息を吸います。
お尻を上げたときに肛門をぎゅーっと締め続けるのが、筋
力アップのコツです。

C 目標 10回×3セット

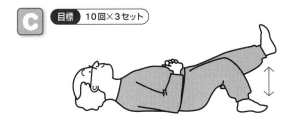

片膝を立てて、反対側の伸ばしたほうの足首をしっかり曲
げたまま、足を上げ下げします。上げる高さは両方の太も
もが揃う高さまでで大丈夫です。これも上でピタッと1秒
止めます。慣れてきたら、0.5kg〜1.0kg程度の重りを
足首に巻いて挑戦してみてください。重りは100円ショッ
プなどで簡単に手に入ります。

D 目標 10回×3セット

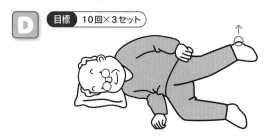

側臥位になり、下の足は軽く曲げて体を安定させます。上の足はまっすぐ伸ばし、真横に足を持ち上げます。このとき、つま先が上を向きがちですので、必ず踵を天井に向けながら足を持ち上げてください。体をややうつ伏せ気味にして、足を真横より少し後ろ気味に持ち上げると、お尻全体の筋肉が鍛えられます。これも上でピタッと1秒止めますが、慣れてきたら0.5kg〜1.0kg程度の重りを足首に巻いて挑戦してみてください。

E 目標 10回×3セット

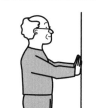

できるだけ壁に近づいて立ちます。両手は軽く壁に手を当てましょう。その姿勢から踵を上げてつま先立ちになります（壁がないと体を前後に揺するだけで、下腿三頭筋は刺激を受けません）。できるだけ真上に伸び上がることを意識して、つま先立ちになりましょう。このときも1秒間肛門をしっかり締めると、体幹からふくらはぎまでしっかり力が入るようになります。

介助・支援のポイント　立位保持 〜 移乗

　足を踏ん張る力がなく、立ち上がりができない場合、全介助で体を持ち上げて移乗する場合がほとんどです。

　ベッド上の生活から少しでも離れて、せめて台所で食事を摂るにしても、車いすへの移乗が必要です。

　しかしこれを毎日続けることは、介護する側にとって大変な負担になります。体格差があればなおさらです。

　そこで私が積極的にお勧めしているのは、スライディングボードの活用です。車いすとベッドを滑り台でつなぐようなイメージです。これがあれば座ったままで移乗が可能となり、家族の腰への負担もかなり軽減できます。福祉用具専門店では必ず取り扱いがありますので、まずはケアマネジャーに相談してください。使い方や実際の練習は、訪問リハビリの活用をお勧めします。

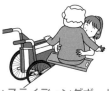

▲スライディングボード

〇〇のつもりでやってみよう！

●脊椎圧迫骨折予防で、ゆっくり座るためのエアリハ

　重度の骨粗鬆症のある人は、いすにドスンと座るだけで、骨折をしてしまうことがあります。これを予防するために、普段からゆっくり座る癖をつけることが大切です。

　「頭の上にコーヒーカップを乗せた」つもりになり、それをこぼさないようにゆっくり座るようにしてみてください。

　腹筋や背筋、足にも力が入り、筋肉がしっかりするだけでなく、ドスンと座らないようにゆっくり座る習慣が身につきます。

2-5 「歩行(屋内)」が目標の人

　デイサービスや施設内では車いす中心の生活であったとしても、自宅では意外と歩いている人がいます。

　施設内は廊下が広かったり、大勢の人が行き来したり、また床面も固く、たくさんの機材もあります。そのため、転倒による骨折などを懸念し、安全面を重視しがちです。

　しかし自宅では、家具が手すり代わりになったり、体に合った場所に手すりが付いていたりして、伝い歩きが可能な人が比較的自由に生活できています。これは在宅生活の非常に大きなメリットといえます。

　誰でも自由に食事をしたり、トイレに行ったりしたいはずです。だからこそ、1人で歩く価値があるのです。安全に安定して、ゆっくりでも必要な距離を歩ける練習から始めましょう。

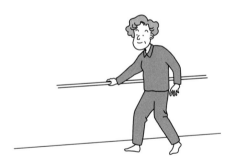

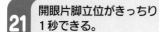

21 開眼片脚立位がきっちり
1秒できる。

 リハビリ P.100

22 30秒間で10回立ち上がりが
できる。

 リハビリ P.103

23 手すりを使って1段の段差
昇降が、連続20回できる。

 リハビリ P.106

24 テーブルなどを使って
床から立ち上がれる。

 リハビリ P.109

25 隣の部屋まで、片手で持てる
程度の荷物を運べる。

 リハビリ P.112

21 目を開いたまま片足で立つ（1秒）

開眼片脚立位とは、目を開いたままで、腰に手をあてて片足立ちになり、ピタッと止まれるかどうかの検査です。軸足が動いたり、手が腰から離れたり、浮かした足が床に付けば、そこでストップです。杖を持って外出できる人でも、1秒でふらつくことが多くみられます。非常に転倒のリスクのある検査ですので、必ず誰かの見守りが必要です。

ヒント 健康な人であれば、20秒以上可能です。

A 目標 2～3回

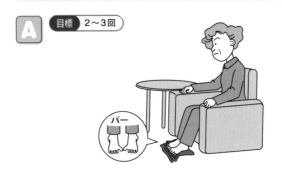

パー

足の指、特に親指が要です。外反母趾は親指が人差し指側に向いてしまい、踏ん張りが効きません。足の指がしっかりと開けば、それだけ立位の安定感が増します。まずは足の指をしっかりパーにしましょう（手の指を足の指に挟みこんで、もみほぐすこともとてもいいです）。そして、座った姿勢で、床に敷いたタオルを、足の指先を使って手前に引き寄せてみましょう。

目標 左右10秒ずつ

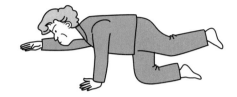

四つ這いになり、右手と左足のように反対の手足を体とまっすぐになるように伸ばして、そのままでバランスをとります。左右両方10秒ずつ行いましょう。最初はぐらぐらするかもしれませんが、慣れてくれるとピタッと止まれるようになります。

> **注意!** 関節の痛みや麻痺がある人には不向きな運動ですので、止めておきましょう。

 片手で手すりを持つか、壁に手をあてて、片足立ちでしっかり立てるバランスの感覚をつかみましょう。10秒行います。慣れてくれば時間を伸ばすよりも、手すりを握る手の力を弱めたり、壁についている手を指先だけにするなどして、手の支えが減っても立てる感覚を覚えていってください。

目標 左右10秒ずつ

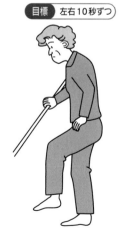

D 目標 2m

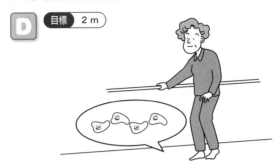

手すりや壁を使って、継ぎ足歩行をしてみましょう。バランス能力が低下しているとふらつきがとても強くなりますので、まずは誰かの見守りで2mぐらいから始めてみましょう。

E 目標 5m

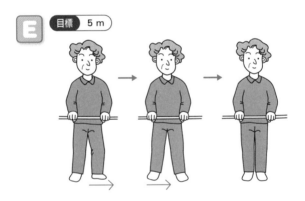

手すりや壁を使って、横歩きや後ろ歩きを行います。前方に歩くのとは違って体の使い方、特に左右への重心移動が難しくなります。右足を動かすときは左足に重心をかけるなど、ゆっくりと重心の移動を感じながら、練習してみてください。

22 数多く立ち上がるために（30秒間に10回）

膝や腰の関節が痛くてできない人ではなく、関節痛がないにもかかわらず30秒の間に（手の支えを使わずに）立ち上がりが10回できない人は、足の筋力低下があります。
目標は20回です。ここは頑張り時です。やるっきゃない！

A 目標 10回

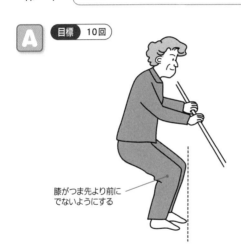

膝がつま先より前にでないようにする

スクワットをします。注意点は背中（腰）をしっかり反らした姿勢を保つことです。手すりを持って立ち、お尻を後ろに突き出すように足を曲げていきます。曲げた膝がつま先を超えないことも大事です。最初は膝を30度ぐらい曲げるくらいで、10回から始めてみましょう。

> **注意！** 手すりを握っているからといって、後ろにもたれかかっては意味がありません。たとえ手を放したとしても、後ろに倒れないような姿勢でスクワットをします。

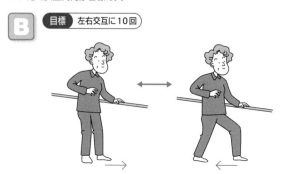

B 目標 左右交互に10回

片手で手すりを持って立ちます。まずは片足をいつもの1歩より少しだけ大きめに出します。体が前のめりにならないようしっかり前を見て、前に出した足の膝を軽く曲げます。そこから前の足で床を蹴って、元の「気をつけ」の姿勢に戻ります。左右交互に10回行いましょう。

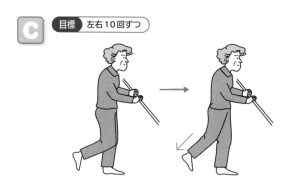

C 目標 左右10回ずつ

手すりを持って立ち、片膝を曲げて片足立ちの姿勢をとります。そこから膝を伸ばしながらゆっくりと、そしてできるだけ後ろに蹴ります。蹴り終わればその位置で3秒止めましょう。そのときに体が前傾しないように注意します。大殿筋というお尻の筋肉を鍛えます。

D 手すりを持って立ち、片足立ちの姿勢をとります。そこから膝で大きくゆっくり円を描くように、股関節を回します。1回ずつ足を床につけずに、続けて回します。外回りと内回りを10回ずつ、左右交互に行いましょう。

目標 左右10回ずつ

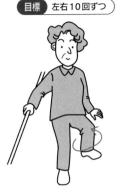

E 目標 10回×3セット

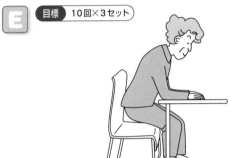

いすに座ってテーブルに肘をつきます。体重を肘にかけるように前かがみになると、お尻が浮きます。10cm程度浮いたところで、10秒間そのままの姿勢を維持します。慣れてくれば手にかけている体重を減らして、足だけで踏ん張れるようになることを目指してください。

> 注意！ 膝を90度以上曲げ、足をしっかり引いた坐位から始めましょう。
> なお、テーブルの端を握って、引っ張りながら立つ人もいますが、そのとき使っているのは足ではなく腕の力です。テーブルが浮いて転倒するリスクもあるので止めましょう。

23 手すりを使って、片足ずつ段差昇降をする

バランス、筋力と確認してきましたが、今回は持久力も加えての能力を確認します。自宅の階段かもしくは上がり框を利用して、段差昇降を行います。以前は2階で生活をしていたが、病気や年齢をきっかけに1階で生活するようになった、という人は少なくありません。そうなると日常的に運動量が減り、気付かないうちに筋力や持久力が低下していることが考えられます。持久力向上の秘訣は回数をこなすことではなく、運動時間を延ばすことを意識しましょう!

A 坐位で足踏みをします。腕を振って、元気よく足踏みしましょう。回数は少なくてもいいです。まずは1分間運動し続けられるか挑戦です。

目標 1分

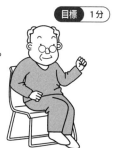

B 次に立ち上がりをします。不安であれば手すりを持って、これも回数は意識しなくていいので、ゆっくり立ったり座ったりを繰り返します。1分間運動できる体を作りましょう。

目標 1分

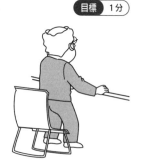

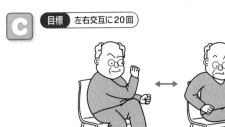

C 目標 左右交互に20回

坐位で、右肘と左膝をくっつけるようにクロスします。次はその逆の、左肘と右膝です。続けて行うとだんだん前かがみになりがちなので、1回ずつ必ず体を起こして、きっちり座りなおします。座ったままで交互に足を上げながら体をしっかりねじる運動です。これは20回行います。

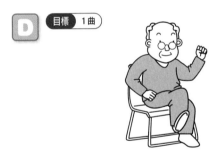

D 目標 1曲

突然ですが、好きな歌は何ですか？ そのCDやテープは手元にありますか？ さぁ、再生ボタンを押したら、リズムにのって足踏みをしましょう。さっきよりも膝を高く上げて挑戦です。その大好きな曲が終わるまでが目標ですが、間奏の時間は深呼吸して休憩です。

注意！ 間奏でなくても、しんどくなったら無理せず休憩してくださいね。

E 目標 左右10秒ずつ

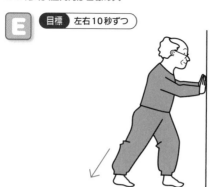

足首の関節が硬くなると階段が上りにくくなります（ひどくなると立つことさえできなくなります）。しっかりアキレス腱を伸ばすストレッチ運動をしましょう。壁に向かって立ち、両手を伸ばして壁に手をつきます。そして足を肩幅ぐらいに前後に開きます。壁を押すように力を入れると後ろ足のアキレス腱が伸びてきます。

> **ヒント** アキレス腱が伸びない人は、後ろ足のつま先の位置を見てみてください。つま先がまっすぐ壁に向いていますか？ アキレス腱が伸びない人のほとんどは、つま先が外を向いてしまっています。
> それでも伸びた感じがあまりしないときは、後ろ足の踵を床に押し付けるように力を入れてみましょう。これでバッチリ伸びるはずです。

24 テーブルなどを使って、床から立ち上がる

和式トイレがほとんどなくなり、ベッドが導入され、畳からフローリングへの改装など、和式の生活が減ってきています。これらの変化で減ってしまった動作といえば、しゃがむ動作です。その結果、転んだあと、床からどうやって立っていいのかわからなかったという話が多いのです。ここでは床から立ち上がるという動作を、段階を経て説明していきます。

A 目標 10秒止める

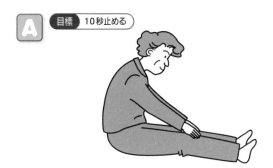

まずは床に寝転んでから起き上がり、足を伸ばした姿勢をとります。この姿勢を長坐位といいます。長坐位は足の裏側の筋肉が硬くなっていると、じっと座っていられない姿勢です。膝をしっかり伸ばして、手で足の指先を握れれば柔軟性は十分保たれています。

足首までなら届きますか？ スネが精一杯ですか？ 届くところまででいいので、しっかりその位置で10秒止めて、ストレッチをします。痛みが出るほど頑張らなくていいので、気持ち良いところで深呼吸をしましょう。

B （確認） 左右1回ずつ

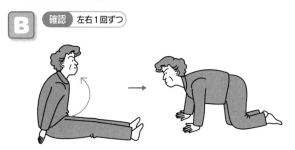

次に長坐位から四つ這いになれますか？　上半身を左右ど
ちらかにねじって、両手を床につき、そこから一気にお尻
を浮かせて四つ這いになるのですが、この動作が一番の難
関です。お尻がなかなか浮かないのです。できない理由は
人それぞれですが、ここまでのリハビリで苦手な運動が
あれば、それが原因の1つであることは間違いありません。
そのリハビリをしっかり続けてください。

C （目標） 10秒止める

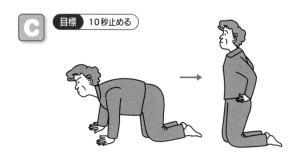

四つ這いになることができれば、次はそこから上半身だけ
を起こして両膝立ちの姿勢になります。何も使わずに上半
身を起こせる人から、低いテーブルや台を使えば体を持ち
上げられる人までいると思います。この両膝立ちの姿勢で、
手を腰に当てて10秒止まってバランスをとってみましょう。

D 目標 左右交互に10回

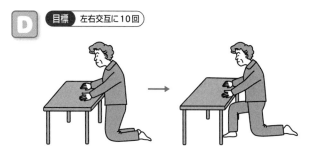

両膝立ちの姿勢がしっかりとれれば、次はどちらか踏ん張りやすいほうの足を1歩前に抜き出します。最初は台などを支えにして行ってみてください。片足が前に出れば、あとは腕と足の踏ん張りで床から立ち上がることができるはずです。余裕のある人は、左右どちらの足でも前に抜き出せるか、確認してみてください。左右交互に足を10回抜き出すことは、バランスの練習にもなります。

E 確認 1回

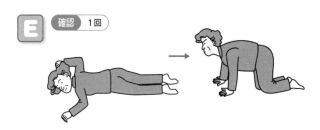

どうしても**B**の段階で床からお尻が浮き上がらないという人は、寝た姿勢から、まずは腹臥位になってみてください。そこから腕と膝を使って少しずつ四つ這いになれる場合もあります。胸の下に枕を入れると、さらに負担が減って起き上がりやすくなります。

25 隣の部屋まで何かを運ぶ

歩行能力はただ歩行すればよいというものではなく、何かの目的のために歩くわけです。トイレに行く、台所におやつを取りに行く、お茶を持ってテレビのある部屋に行くなど、家の中で生活をするということには目的があるのです。そして何かを運ぶという能力が、生活の幅を広げます。

A まずは部屋の中を、何も持たずに片手で伝い歩きをしてみましょう。余裕があるようであれば隣の部屋まで、トイレまでなど、距離を延ばしていきます。

目標 10m

ほとんど掴まることなく、安定してできるようであれば、何の支えもなしに歩いてみます。不安であれば杖を使っても大丈夫です。家の中を自由に歩き回れそうですか？

B

目標 廊下を1往復

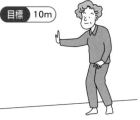

右足を前に。　左足を揃える。　右足を後ろに。　左足を揃える。

壁を伝って横歩きをします。最初はカニ歩きから。足を揃えて横歩きです。これができればクロスしてみましょう。「右足を前にクロス → 気をつけ → 右足を後ろにクロス → 気をつけ」で、廊下を1往復に挑戦です。

目標 10m

次は少し難しいです。両手でお盆を持って、歩いてみましょう。

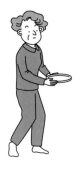

　お盆には何も乗せませんが、乗せているつもりで歩いてみましょう。慣れてくれば紙コップや、さらにその上にボールを乗せて、やってみましょう。

D **目標** 左右同時に10回

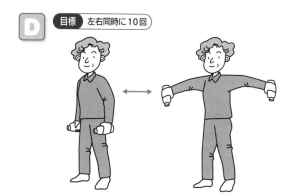

両足を肩幅ぐらいに広げて立ち、500mlのペットボトルを飲み口が前になるように片手に1本ずつ持ちます。両腕を上に上げるほどペットボトルの飲み口が下を向くように、両脇を横に広げていきます。両腕が床と平行になる位置でピタッと1秒止めることが、肩の筋力アップのコツです。左右同時に10回行いましょう。

注意! 肩に痛みが出る人や重くて持ち上がらない人は、ペットボトルの中の水の量を減らすか、痛みの出ない範囲でゆっくり動かします。

2 リハビリの動作

E （目標） 左右10回ずつ

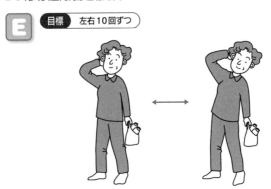

　両足を肩幅に広げて立ち、先程のペットボトルを2本、レジ袋に入れて片手で持ちます。反対の手は頭の後ろにもっていきます。

　その姿勢からペットボトルの重さに任せて徐々に体を真横に倒していき、わき腹を伸ばします。最初の姿勢に戻るときに伸びたわき腹を縮めるように力を入れると、腹斜筋が鍛えられます。左右10回ずつ行いましょう。

介助・支援の ポイント　歩行（屋内）

　転倒してしまった場合、精神的にもパニックになり、また痛みもあり、床から立ち上がるのはなかなか困難です。まして骨折でもしていれば一大事です。

　まずは普段から、床から立ち上がる習慣や練習を取り入れましょう。そして万が一、転倒したとしても、心を落ち着けて、何かに掴まって立ち上がれる場所はないかと探してみてください。普段からしっかりリハビリができていれば、そこまで這っていき、㉔の方法で立ち上がるか、ベッドやソファに腰かけることができると思います。

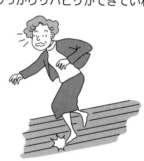

　もちろん、家族への連絡や受診も忘れずに！

 ○○のつもりでやってみよう！

●バランス練習のエアリハ
　「サーカスのピエロになった」つもりで、綱渡りをしてみましょう。

　でも、実際に行うのは安全な屋内の廊下です。バランス練習にとても良いエアリハです！

注意！ 壁に手が届く安全なところで行ってください。

　リハビリという言葉の定義が元の生活に戻るということであれば、外出は障害があったとしても、非常に大きな生きがいの再獲得です。可能性も大きく広がります。

　中には歩けるけれどもあえて外出しないという閉じこもり傾向の人もいますが、人と接しないという生活は、認知症が発症しやすくなる、もしくは悪化しやすくなることも十分に考えられます。

　人間は老化するかぎり、今できることが、明日も同じようにできるという保証はありません。今日が一番若いという気持ちで、多くの人の助けを借りながらでも、自分らしい生きがいのある生活や諦めていた夢などに、積極的に挑戦してください。

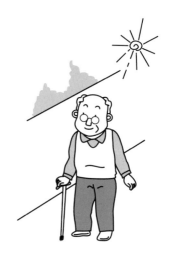

介護度の目安
要介護1〜2、要支援1〜2

2 リハビリの動作

26 15分歩き続けることが
できる。

☑ リハビリ P.118

27 30秒の間に、15回
立ち上がりができる。

☑ リハビリ P.121

28 開眼片脚立位がピタッと
5秒できる。

☑ リハビリ P.124

29 手すりを使って2階までの
階段昇降ができる。

☑ リハビリ P.127

30 何も使わずに床から
立ち上がれる。

☑ リハビリ P.132

26 15分間歩くために

15分でどこまで行けるでしょう。私の場合は、最寄り駅、コンビニ、スーパー、郵便局はすべて徒歩15分圏内です。しかし高齢になると、歩幅や歩行スピードも低下します。さらには坂道や交通量の多さ、道路が舗装されているかどうかという環境も影響してきます。

持久力という意味では、15分かけて出かけると、15分かけて帰ってこなければなりませんので、厳密には30分の運動ができる必要があります。買い物すれば荷物も増えます。でも、めげている場合ではありません。まずはチャレンジする意欲が大切です！

A 目標 100回

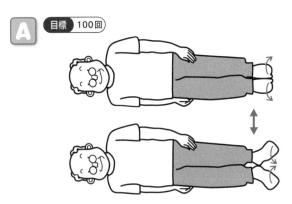

寝ころんだ姿勢で、踵をつけます。そのまま「つま先を付けたり離したり」を、できるだけ大きく早く強く行います。目標は100回です。股関節がじわっとだるく疲れてくると思います。

B 目標 1分

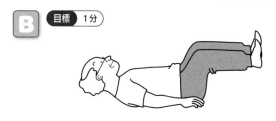

寝ころんだ姿勢で、頭を持ち上げたまま、両足も上げます。足は股関節と膝関節を90度に曲げて、上で止めておきます。両膝の間は握りこぶし1つ分開けます。1分間頑張りましょう。

> 注意! 辛くなってくると、呼吸が止まりがちになってしまいます。辛いときこそ、深呼吸を意識してください。

C 目標 5分

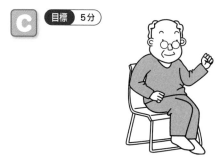

座ったままで元気よく、太ももをしっかり上げて足踏みをしましょう。目標は5分！ テレビを見ながら行うと、結構あっという間に終わったりしますよ。

D （目標　外周1周）

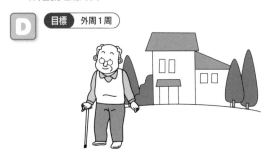

それでは実際に外に出てみましょう。家の周りをぐるっと一回りすることから始めてみましょう。

数分程度でも久々に歩くと、がたついた道路に歩きにくさを感じたりもしますが、風や太陽を気持ち良く感じたりもします。くれぐれも杖やシルバーカーをお忘れなく。

E （目標　片道5分）

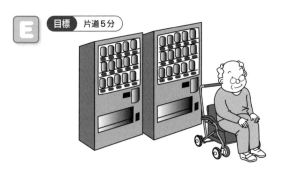

片道5分程度のところに何かありますか？　お店がなくても自動販売機でも小学校でも公民館でも、何でもいいです。目標を決めて、往復に挑戦しましょう。

シルバーカーには座る座面の付属したものもあります。座るときにはブレーキをしっかり止めること！　また、ブレーキの位置はそれぞれ異なりますので確認してください。

2-6 「外出」が目標の人

27 さらに数多く立ち上がるために（30秒間に15回）

㉒では30秒で10回が目標でしたが、今回は15回です。この検査は実は「CS-30」といって、30秒の間に何回立ち座りができるかで、下肢筋力の強さを判断します。

両手は胸の前でクロスします。立つときに腕の力を使わなくするためです。立ち上がったら、しっかり背すじを伸ばしてから座ります。お尻が座面に付いたときに1回と数えます。

ぜひこの検査は毎月行いましょう。1年記録を続ければ、自身の下肢筋力がどのように変化したかがよくわかります。目標は20回！ ぜひともクリアしてくださいね。

A 目標 左右10回ずつ

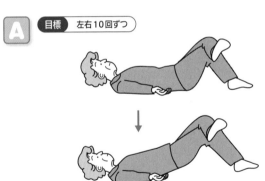

寝ころんだ姿勢で両膝を立てて、足を組みます。どちらか一方だけ足がベッド（床）についている姿勢のままで、片足だけを踏ん張ってお尻を持ち上げます。できる限り体が一直線になるまで、左右10回ずつ持ち上げましょう。大殿筋というお尻の筋肉を鍛えます。

B 空気いすに挑戦です。いすに座って腕を組んでいる姿勢から少しだけお尻を持ち上げ、その位置で止まって3秒我慢します。これを5回行いましょう。正面から誰かが見れば、いすに座っているように見えるよう、顔はしっかり上げましょう。

目標 5回

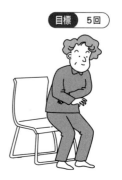

C 目標 10回

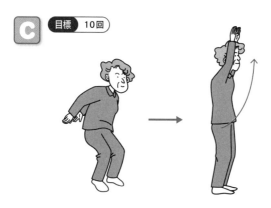

膝を軽く曲げて、両手を後ろに引きます。ここから膝を伸ばしながら、両手を振り上げましょう。手と足が同時に動いていることを確認しながら、ゆっくり腕振りスクワットを10回行ってください。

D

目標 左右交互に10回

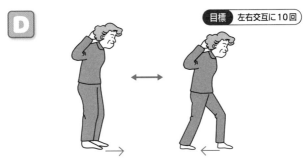

手を頭の後ろで組んで立ちます。まず、片足をいつもの1歩の歩幅より少しだけ大きめに出します。しっかり胸を張って、前足に体重をかけましょう。そこから前の足で床を蹴って、元の姿勢に戻ります。

> 注意! 前に出した足と後ろの足が一直線になるとバランスが崩れるので、左右の歩幅に余裕をもたせましょう。

E

目標 左右交互に10回

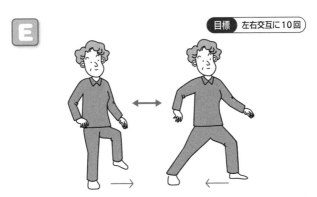

まずは気をつけの姿勢で立ちます。そこから膝を高く上げて片足立ちになり、横に足を振り出します。そのまま動かした足に膝を曲げて体重を乗せたあと、床を蹴って気をつけの姿勢に戻ります。これを左右交互に10回行いましょう。

28 片足でバランス良く 立つために（5秒）

開眼片脚立位が1秒しかできなくても、杖やシルバーカーで外出される人は多いですが、さらなる安定性を求めて5秒に挑戦します。最初は少しくらい体が動いてもいいですが、最終的にはピタッと5秒間止まれるように練習しましょう。

A 目標 1分

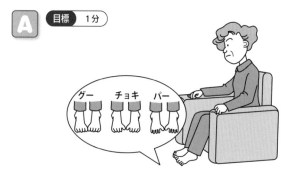

グー　チョキ　パー

足の指で床をぎゅっと掴むような力も大切ですが、足の指が自由に動かせるということも、転倒予防には大切です。足指ジャンケンをしてみましょう。最初はグーとパーです。できるだけしっかりと大きく動かします。チョキは親指だけ上に反らせて、残りの4本を曲げます。

これはいつでもどこでもできますので、気が付いたときに、グー・チョキ・パーのパターンだけでなく、パー・グー・チョキなどいろいろなパターンで、動かしてみてください。

目標 左右5回ずつ

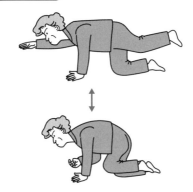

四つ這いになり、右手と左足のように反対の手足を体と
まっすぐになるように3秒伸ばします。そこから四つ這い
に戻らずに、右肘と左膝を一旦くっつけてから、また手足
を伸ばします。5回ずつ行いましょう。

C 手すりを持つか、壁に手を
あてて、片足立ちになりま
す。この姿勢のままで踵上げの運
動をします。1回もできないとい
う人も多くいますので、5回でき
ればひとまず合格とします。でき
そうな人は、10回以上できるよ
う目標を上げてみてください。

目標 左右5回ずつ

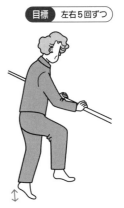

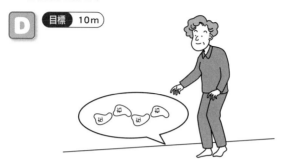

D 目標 10m

きっちり継ぎ足にならなくていいので、継ぎ足を意識して歩行をしてみましょう。ただし、壁などから離れて、しばらく歩いてももうふらつかないと思えるところまで、できるだけ長く歩いてみましょう。バランスが崩れそうになったときは、無理せず継ぎ足を止めてください。そしてもしものために、壁に手が届くところで行いましょう。でも、気分だけはファッションモデルになったつもりで！

E 壁のそばで立ち、軽くジャンプして床に降りたらピタッと止まってみます。20回程度を目標に、膝と足首を柔らかく使いながら軽くジャンプの練習をします。

目標 20回

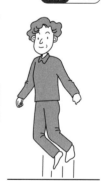

注意! 膝や腰に痛みのある人は、無理しないでください。

29 階段を上り下りする（手すり使用）

歳を重ね高齢になってくると、階段昇降は上りと下りのどちらが難しくなると思いますか？
体力的にいえば上りは大変疲れます。でも、できなくなるという意味では、下りるほうが断然難しくなります。筋力が不十分、バランスも低下、足元がよく見えないなど、理由は多々ありますが、総合して一言でいえばズバリ「恐怖心」です。

A 目標 左右30回ずつ

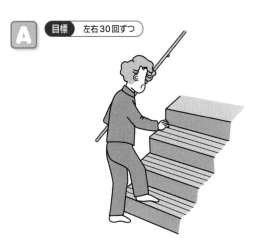

まずは上りへの対応です。これは階段の最初の1段だけでいいので、ひたすら段差昇降を繰り返し行います。不得意な足を作らないためにも、左で10回したなら、右でも10回してください。左右それぞれ30回ずつ行います。

注意! 手すりはしっかり握りますが、あまり力を入れると腕の力で体を引っ張り上げることになりますので、軽く握る程度にします。

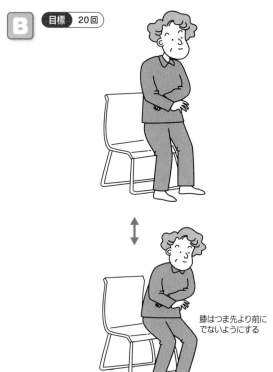

B　目標　20回

膝はつま先より前に
でないようにする

スクワットをします。いすを後ろに置いて、両腕を組んで立ちます。そこからゆっくりしゃがんでいきますが、膝はつま先より前にでないように、背中を反らせてお尻を突き出す姿勢を保ちながらしゃがみます。ただ、いすには座らずに、座る直前でまた立ち上がってください。これを20回繰り返します。

力が尽き果てそうになったら、いすに座って休憩してください。少し休んで残りの回数を頑張りましょう。

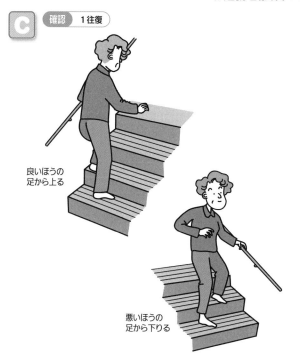

C 確認 1往復

良いほうの
足から上る

悪いほうの
足から下りる

実際に階段を上り下りする前に、しっかり覚えていただき
たいことがあります。それは足の順番です。上りと下りで
は順番が逆になるので、最初は混乱すると思います。しっ
かりイメージしながら覚えましょう。

上りは良いほうの足から上ります。下りるときは悪いほう
の足（痛みや骨折、麻痺などのある足）から下ります。こ
の覚え方ですが、私は「行きは良い良い、帰りは怖い〜♪」
というあの歌で覚えました。行き（上り）は良いほうの足
から、帰り（下り）は悪いほうの足から、です。

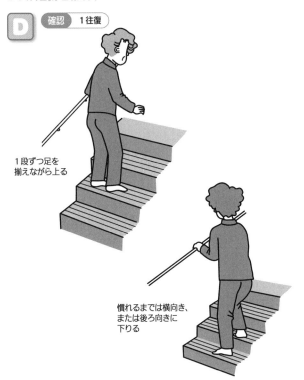

D （確認 1往復）

1段ずつ足を
揃えながら上る

慣れるまでは横向き、
または後ろ向きに
下りる

それでは階段を2階まで上ってみましょう。まずは上りも下りも1段ずつ、足を揃えながら行います。それでも下りるときは恐怖心が伴います。それを和らげる方法の1つに、手すりをしっかり持って、横向きまたは後ろ向きに下りるという方法があります。それができれば、前向きに下りてみます。

最初は誰かに見守りをしてもらいましょう。見守る人は、下りる人と向かい合わせになって、常に下側に立って後ろ向きに下ります。

確認　1往復

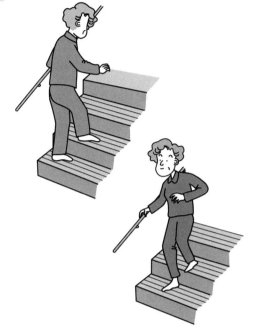

最高レベルの難易度です！

上りも下りも、1段ずつ交互に足を置いていきましょう。

誰かについてもらいながら、とにかく家の中で十分に練習を重ねてください。

> **注意！**　家の中で階段昇降が安心してできたとしても、外出先の階段はやはり怖いものです。手すりが必ずあるとも限りません。そのときは杖が必要になってきますので、さらに難しい動作になります。この先は、訪問リハビリなどを活用して練習することをお勧めします。

30 何も使わずに床から 立ち上がるために

㉔では物を使って床から立ち上がる方法を練習しました。今回は何も使わずに、床から立ち上がる練習です。特に今回は片麻痺のある人に焦点をあてて説明します。

A 確認 1回

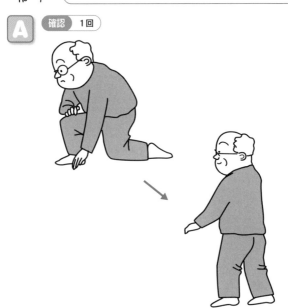

まず、麻痺のない人が、何も使わずに床から立ち上がる方法です。順序は㉔のB〜Dと同じです。四つ這いから片足立ちになれば、片手は床へ、もう一方の手は自分の膝において、体が前に倒れ込まないよう支えながら、足を伸ばして揃えます。最後は腕の力も使って上半身を起こしながら立てば、床からの立ち上がりの完成です。

確認 定期的に

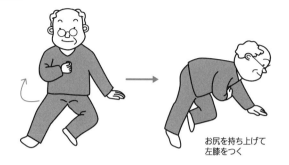

お尻を持ち上げて
左膝をつく

それでは麻痺のある人の場合を、右に麻痺があると仮定して説明します。

まずは左手を床について、左膝をあぐらのように曲げます。右足は横にまっすぐ伸ばします。右膝はできるだけ伸ばしますが、伸びなくても大丈夫です。

いきなりですが、ここが一番難しいところです。左側のお尻を持ち上げて左膝をつきます。このとき、左手にしっかり体重を乗せることがコツです。しっかりと体重が左手に乗れば、左足が動かしやすくなります。お尻を持ち上げるというよりも、左足を横に広げるというイメージで膝をついてみましょう。あまり勢いがつきすぎると右前方に倒れ込んでしまうのでその点は注意してください。

このお尻を持ち上げるという動作は、繰り返し何度も、そして定期的に、練習してください。

確認 1回

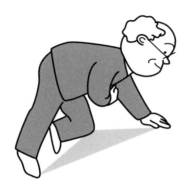

Bの動作でお尻が持ち上がり、左の手と膝が床についたら、そのときの姿勢を確認しましょう。右足は横にまっすぐに残ったままになっていると思います。

麻痺があるので、無理に右手を床につくことはしません。そのため四つ這いではなく、左手、左膝、右足の3点で、バランスをとってください。

この3点が大きな三角形をなしていれば安定しやすいですが、一直線に近いほど転倒しやすくなりますので注意しましょう。重心の位置は、おへそがだいたい左膝の真上にあると安定します。

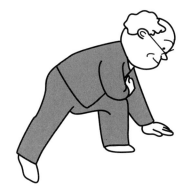

Cの姿勢から左膝を抜いて、左足を地面につけます。左手にしっかり体重を感じながら、左膝がついている場所に、一気に左足を抜いて持っていくのがコツです。

ここまでできれば、あとは立ち上がるだけです。最初はどの動作も1人では行わず、必ず誰か側についていてもらってください。

　左足を抜くのが難しい場合は、目の前に台を置き、左手を台について練習しましょう。

どうしても左足を前に抜けない場合でも、左手を手前に引き、左手で床を押しながら重心を左足のつま先に移動すると、自然と左膝が床から離れるので、その姿勢から立ち上がることも可能です。

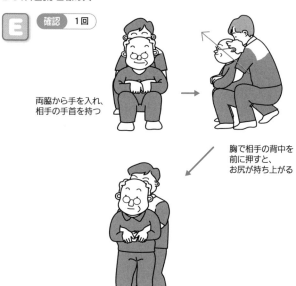

確認 1回

両脇から手を入れ、
相手の手首を持つ

胸で相手の背中を
前に押すと、
お尻が持ち上がる

これは余談になりますが、まったく自力で立てない人を、床から起こして立ち上がらせる場面もあります。非常に簡単で力も要らず、実用的な方法を説明します。

まず、立ち上がりたい人に三角座りをしてもらいます。介助者は背中側に立って両脇から手を入れ、相手の手首を持ちます。この姿勢で相手の背中を介助者の胸で押すと、お尻が持ち上がります。ここからは2人で呼吸を合わせて立ち上がれば、それほど足の力がない人でも立つことが可能です。コツは、上に引き上げるのではなく、少し前に押すことです。

介助・支援の ポイント　外出

　屋内で四点杖（四脚杖）を使って
リハビリをしている人は、特に注意
が必要です。

　屋内のバリアフリーなところでは、
床はフラットで四点杖は安定します
が、屋外となると、アスファルトで
あってもまったくの平面ではありま
せん。屋外での四点杖は手元が思っ
た以上にブレますので、早めにT字
杖の練習をしておきましょう。

▼四点杖（四脚杖）

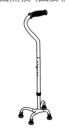

▼T字杖（T-cane）

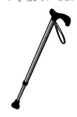

ヒント　福祉用具には、介護保険を
活用して、安く購入した
りレンタルしたりできるものもありま
す。地域包括支援センターやケアマネ
ジャーに相談してみてください。

○○のつもりでやってみよう！

●エアなわとびに挑戦！

　実際になわとびを使うと、足に
引っかけて転倒する危険がありま
すが、エアなわとびなら、その心配
はありません。

　「なわとびをしている」つもり
で、足を柔らかく使って軽く小さく、
20回ほど跳んでみましょう。骨粗
鬆症予防にもなります！

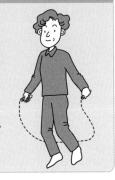

●**右用、左用、どっち？**

　T字杖であれば右用も左用もありません。杖は基本的には悪い足と逆のほうの手で持ちます。

　しかし、四点杖には右用と左用があります。上から見ると形の違いに気付きますよ。

　このイラストは左右どちらの杖だと思いますか？

前

❸

❶

❷

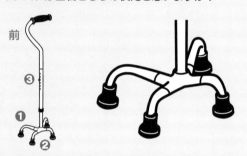

　よく見ると、杖の足の向きと長さが違います。この四点杖は右用です。杖を持ったときに、杖に体重を掛けても右側（外側）に倒れにくくなっています（❶）。また、歩くときに杖の足が邪魔になりません（❷）。

●**1本あれば大丈夫！**

　四点杖には右用と左用があるほかに、もっと不思議なことがあります。それはこの杖は、一瞬で左用にもなるということです。

　四点杖には長さを調整するポッチ（❸）があるのですが、そのポッチを押しながら土台を180度回転させると、あら不思議。あっという間に左用です！

第**3**章

自立支援①
できる日常生活活動を増やそう

機能訓練がリハビリ、マッサージがリハビリ、動作練習が
リハビリ。いろいろな人がさまざまなリハビリの捉え方を
しています。もちろんこれらも立派なリハビリです。

　でも、その人の人生は、リハビリ室で終わってしまうの？
　できないことのもどかしい気持ちをずっと引きずるの？

「できないから、できるまでリハビリする」のではなく、「そ
のできない身体でも、できることを見つけよう！」「まず
は身の回りのことから始めてみよう！」という考え方に切
り替えてみてください。
日常生活で本当にできないことなら介助が必要ですが、
「自分でできることは自分でやってもらう」「自分自身でや
る！」という自立の意識を、お互い持ってみましょう。こ
れが自立支援型のリハビリです。
巻末にレベル別索引がありますので、ぜひ活用してくださ
い。

3-1 日常生活の中のリハビリ

● 生活期のリハビリ

　私は理学療法というリハビリテーションを提供することが仕事ですが、普段はほとんどそれらの言葉は使わず、「リハビリ」という言葉を使っていますし、使うほうが好きです。なぜかというと、一般的だからです。私が関わらせていただくのは病気を発症して間もない時期（急性期）ではなく、また病状が落ち着き積極的に体を動かす時期（回復期）でもありません。生活期といわれる、主に介護の世界のリハビリです。

　「おじいちゃん、今日は何の日？」
　「リハビリの日や！」

　そんな自然な会話に私も合わせています。
　専門職が提供しても、家族が提供しても、自分でしても、全部リハビリ！　生活期のリハビリテーションを身近に感じていただき、「筋力をつけるため」「できることを増やすため」「人と関わることを大切にするため」「本当に充実したいい人生だったと思っていただくため」「毎日１回でも笑うため」に行う、それが私のリハビリです。

　でも、日々のリハビリの中でこんなことはありませんか？

　本当はできるのに手伝ってしまう。

　これを過介助といいます。時間がかかる、待てない、手伝ったほうが早い、急いでいる、介護するほうにも体力が

要る、できないと思い込んでいる、手伝ったほうがその人のためだと思っているなど、手伝う理由はさまざまでしょう。

　今の介護の常識では、本人の能力を維持したり、向上させるためには、介護は最小限にしましょうとよく言われます。これは介護に携わるプロにとっては必須です。

　でもご家庭で考えると、非常に難しくありませんか。

　私は手伝ってもいいと思っています。

　すべてを完璧にしようと思えば思うほど、本人のストレスのはけ口がありません。それに加えて介護する側も疲弊します。介護が引き金となって親子関係がこじれてしまったり、介護放棄になってしまっては意味がありません。

　1日に1回でもいいです。1つの動作だけでもいいので、一番やりやすそうなことから始めてみませんか。

　できない動作を練習するばかりがリハビリではありません。動作ができない体であっても、できることがあるということに着目していただき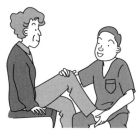たいのです。そしてできることを楽しみながら行うと、ほかの機能面にもプラスに働き、無理のないリハビリになるのです。

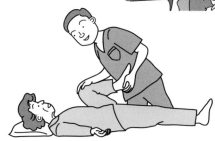

● 活動と参加のリハビリ

　皆さんはリハビリに、どういったイメージがあるでしょうか。

　ざっくりとした説明ですが、リハビリは、ケガや骨折をしたあとに安全に留意しながら運動するもの、痛みを軽減してくれるもの、年齢的な体力の低下や病気の再発に対して予防するものです。決してケガや病気自体を「治す」ものではありませんし、まして診断することもありません。

　理学療法は運動と動作練習が主体です。マッサージも行いますが、それが主体となっては何の意味も持ちません。以前なら普通にできていたのに、病気や障害のためにできなくなってしまった動作を回復することが目的です。

　第2章で紹介しているような「寝返り」「起き上がり」「坐位保持」「立ち上がり」「歩行」は基本動作といいます。理学療法はこれらの動作の回復を目的としています。

　そしてこれが、一般にリハビリと言われる範囲だと思います。

　しかし近年、リハビリに対して求められるものが変化してきました。そのキーワードは「活動」と「参加」です。まとめて「生活行為」や「自立支援」と言い換えることもできるでしょう。この分野は理学療法だけでなく、作業療法が重要な関わりをもってきます。

　運動療法だけでは、機能的に維持や改善があるにせよ、失った能力や毎日の不便な生活が相変わらず続いているという問題が表面化しつつあります。リハビリをしても体が元通り自由に動かないことへのいら立ちや悲壮感、さらに機能的には低下の食い止めや維持が精一杯にもかかわらず、それでも日々漫然と運動療法というリハビリを毎日繰り返すことしか術がないことは、その人にとって本当に幸せな

のでしょうか。寝たきりの人は、関節が固まってしまわないように黙々と動かされることが、その人の生きがいなのでしょうか。

どんな人にも意思があるはずです。もし自分が動けなくなったときに、どうしてほしいのか。たとえ言葉にできなくても、たとえベッド上の生活であったとしても、どんな人生にしたいのか。その思いをくみ取ることこそ、リハビリのスタートだと思うのです。

「活動」と「参加」でも、向上を期待してリハビリを行います。ただその前に、現状の身体機能でできることを見直してみてください。

その人の後悔のない人生のために、楽しみを見つけるお手伝いをすることも介護です。そして、忘れていた生き生きとした笑顔に出会えるチャンスが「活動」と「参加」のリハビリです。

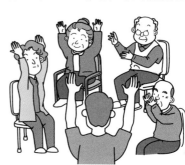

> **ヒント** 「活動」と「参加」はICFという考え方に則っています。
> ICF（国際生活機能分類）は人間の生活機能と障害の分類方式で、心身機能、活動、参加というプラス面を表す「生活機能」と、機能障害、活動制約、参加制約というマイナス面を表す「障害」、それらに影響を与える環境因子や個人因子などの「背景因子」とを組み合わせたものです。
> 病気や障害のあるなしにかかわらず、活動や参加というプラス面を重視して、働きかけることが重要だという考えです。

● できることに目を向けよう！

　日々、機能訓練のリハビリを続け、基本動作に向上がみられれば、こんなに素晴らしいことはありません。ぜひともこのままリハビリを続けて、起居動作が自立できることを目標にしましょう。たとえできなくても、介助量が減るだけでも向上です。

　小さな変化でもほめてあげましょう。さらにはお互いが、自分をほめてあげるようにしましょう。私は皆さんの笑顔が見たいです！

　ただ、そうはいっても人生100年時代です。何歳になっても健康で元気に外出している人を見たりすると、羨ましく感じたり、なぜ自分だけ…と、悲観される人も多くいます。
　そこで、基本動作の向上という狭くなってしまった視点を、「活動と参加」や「自立支援」に向けてみてください。できることが「ある」ということで自信をつけてもらい、できる活動を自ら続けていただきたいのです。これが相乗効果で心身機能の維持・向上にもつながるからです。
　まずは活動です。本書では、活動を日常生活活動（ADL）という視点で捉え、さらに「食事」「更衣」「排泄」「入浴」という4つの活動に着目して、身体能力からできる動作を探すのではなく、簡単にできることから順番に、どういった活動があるのかを取り上げていきます。

> (注意!) 次項からの説明には、おおよその目安として機能レベルを示してありますが、人によって能力はさまざまですので、参考程度に留めておいてください。

3-2 食事

　おそらくほとんどの人は、食事に興味がありますよね。

　私も子供のころの記憶を思い出してみると、我が家と友達の家のカレーライスの味が全然違っていたことに驚いたことを一番に思い出しました。レストランに行ったこと、初めて居酒屋に行ったことも思い出です。今でも毎日家に帰れば、「ただいま」の次には、「今日の晩ご飯は何？」と必ず聞きますし、近所に珍しいお店ができるととても興味がそそられます。

　でも、そこで想像するのは1人で食事をしている場面ではありません。家族や友人と楽しく一緒に食事をしている場面です。これこそが食事の本当の楽しみだと思うのです。一緒に食べるということは、一緒に生きるということに他なりません。

　しかし、一人暮らしの人も増えています。週の半分以上、1人で食べていることを「孤食」といいます。

　ご家庭の事情もあるでしょうが、週末だけでも一緒に食べたり、デイサービスを利用してみてください。食の楽しみだけでなく、食のバランス改善も期待できます。

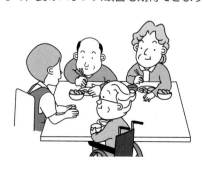

① 食べることは大切な 人生の楽しみ!

寝返り〜 坐位レベル

● 五感に訴え食欲増進へ!（食の認識）

　レストランに行けば、お店の雰囲気、待っている間に流れてくるいい香り、心地よいBGM、綺麗なテーブル、おしゃれな食器、見栄えの良い盛り付けなど、楽しみが増え食欲も自然と増してくるでしょう。

　それを毎日自宅で再現することは不可能ですが、刺激の少ない高齢者にはもしかすると、目の前に運ばれてくる料理がお弁当だけでは物足りないものがあるのかもしれません。特に女性は、毎日台所に立って家族の食事を作る立場だった人が多いと思います。包丁とまな板がトントンと音を立て、鍋やヤカンから熱気が出て、フライパンで炒める音、匂い、そして何より出来立てのお料理が目の前に並ぶ喜び。自然と手が伸びたコップが冷たかったり、お茶碗が温かかったり、そんな五感すべてを使って食欲を刺激しましょう。

● 車いすで食卓テーブルへ行き、家族の団らんを!

　ベッド上の生活が長くなると、ベッド上で食事を摂ることが当たり前になったりします。病状の関係でベッド上でしか食事が摂れない場合は仕方がありませんが、もし車いすに移乗できるのであれば、ぜひとも家族一緒に食事できるようにしてみましょう。

　皆が一緒に食事ができれば会話が生まれます。笑顔が見られると最高ですよね。きっと良い刺激になるはずです。本人もそれを一番望んでいるかもしれません。

● 車いすの種類

　車いすには大きく分けて2種類のタイプがあります。1つは自走するタイプ、もう1つは介助用の車いすです。

　それぞれ次のような特徴があります。

▼自走タイプ

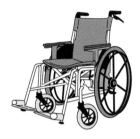

全体的に大きめで横幅もあり、タイヤが大きく自分で動かすためのハンドリムが付いている。

▼介助タイプ

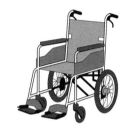

全体的に小ぶりで、自分で操作する必要がないためタイヤが小さい。

　廊下の幅や部屋移動の際の方向転換などを考えると、介助用車いすのほうが屋内では使いやすいです。ただ、少しでも自分の意思で動きたい人や、スペースに余裕がある人は、自宅でも自走用を使っています。どのタイプが合うかは、ケアマネジャーや福祉用具専門員に相談してください。

　いずれの車いすにせよ、屋内では敷居を越えたり、方向転換をしたり、介助する場面が多くなります。

● 車いすの介助のポイント

　車いすを押すときには、次のような点に注意しましょう。

● 車いすに移乗するときは、まずフットレストが上がっていることと、ブレーキがかかっていることを確認してください。

- 基本中の基本ですが、動き始め、段差を乗り越える、バックするなど、何をするにも介助する前には声かけをしましょう。心の準備が体の準備になります。

▼車いすの各部の名称

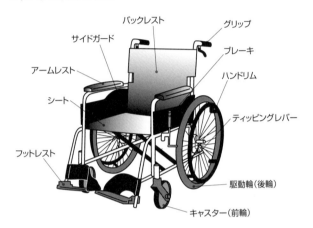

バックレスト
グリップ
サイドガード
ブレーキ
アームレスト
ハンドリム
シート
ティッピングレバー
フットレスト
駆動輪（後輪）
キャスター（前輪）

- 自走するときは足も使って進むこともありますが、介助する場合は基本的に必ず両足をフットレストに乗せましょう。誰かが車いすを押すということは、座っている人にとっては自分の意思通りに動くとは限らないということです。足を下ろしたまま、後ろから押すと、車いすに足を巻き込む危険があります。

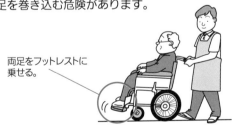

両足をフットレストに
乗せる。

- 手の位置を確認しましょう。特に自走用の車いすでは、タイヤに手が掛かっている場合があります。そんなときに後ろからいきなり車いすを押すと、とても危険です。特に麻痺のある人の場合はアームレストよりも内側に手を置くことを、お互いが常に意識しましょう。

- テーブルにつくとき、アームレストに手を置いたままだとテーブルとアームレストの隙間で手を挟む危険があります。洗面台の下に配水管がある場合は、そこに膝や足をぶつけることもあります。
  初めて移動する場所は特に慎重に行ってください。

- 敷居など、少しの段差であっても、自走では身動きが取れない場合が多くあります。段差解消のための小さなスロープを取り付ける方法もありますが、そういったものがない場合、介助方法を知っておく必要があります。
  ティッピングレバーというバーが、車いすの後ろに必ず付いています。それを介助者が足で踏み込むと前輪が浮き上がりますので、まずは前輪だけ段差を越えさせます。あとは前輪を下ろして、後ろからゆっくり押せば、後輪は持ち上げなくても小さな段差なら越えることができます。

最近では、車いすで電車やバスを利用する人が増えました。駅員さんやバスの運転手さんが1人でスロープを設置し、車いすを押しているのを見かけます。私はもっと乗客の皆さんが手伝える社会になればいいなと思います。
注意点として、乗車の際は、最初にスロープに乗り上げるときに引っかかりやすいです。降車の際は、スロープが急だとスピードを抑えることが難しいです。ぜひ、医療・介護職が率先してお手本を示していただけませんか?

● 段差やスロープを上がる場合

段差を上がるときは、ティッピングレバーを踏み込んで前輪を上げて、先に前輪だけ段差を越えます。その後、後ろからゆっくり押せば、後輪も段差を越えられます。

段差が大きかったり、体重差があるときには、自分の体を横に向けて、体やお尻を使って押しましょう。

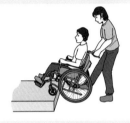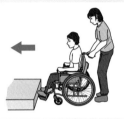

● 急な段差やスロープを下りる場合

基本、段差を下りるときは、後ろ向きに下ります。まず、後輪を段に沿ってゆっくり下ろします。次に前輪を上げた状態で車いすを後ろに引いて、段の下に静かに前輪を下ろします。

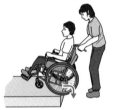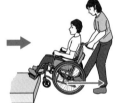

ティッピングレバーで調節
しながら前輪を下ろす。

● 車いす移乗時の注意点

① ブレーキをかける（かかりが甘いときはタイヤの空気圧をチェック）。

② フットレストを上げる（転倒予防）。

③ 痛みや麻痺のないほうに移乗先を近づける。

2 口まで運べない場合

●食欲があるなら頑張ろう！

せっかくの料理も口まで運べないと介助が必要になります。次のどのパターンが可能か、まずは確認してみましょう。

箸は使えないが、スプーンやフォークを使えば
1人で食べられる場合

握力や指の細かな動きなどを、次の動作で確認しましょう。

練習動作

- グーパーを大きくしっかり繰り返す。
- 指折りしながら10まで数える。
- 1本ずつ指を引っかけて引っ張り合う。
- 5本指をすべて組み合わせて10回握る。
- 小銭を1枚ずつつまんでお椀に入れる。
- 靴ひもなどで蝶々結びをする。
- 柔らかいボールを握る（握力の練習）。
- 指回しを10回ずつする。できれば5本すべてができるように。

スプーンやフォークも使いにくく、
顔を近づけてなら食べられる場合

この場合は握力や指の動きに加えて、手首や肘の動きが関係してきます。お盆を持つように手のひらがしっかり上に向きますか？　日常生活では、実はこの動作は滅多にしません。テーブルに自然と手を置いたときや、挨拶をする

ときのお辞儀のように、手の甲が見える向きが圧倒的に多いのです。

　でも、箸やスプーンを使うときは、手のひらが上を向かなければうまく口元まで運ぶことができません。

　練習動作
　• 肘を曲げて、手のひらと手の甲で、交互に自分の太ももを叩く。
　• 両手を横に下ろして、手のひらが外側を向くように手を回す（小指が前を向くぐらい）。外回りと内回りができるかも確認。

ヒント　片手で茶碗や皿を支えることができない場合もあります。滑り止めのシートや傾斜の付いたお皿など、福祉用具を活用しましょう。

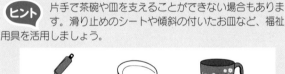

スプーン　　　　　小皿　　　とって付きの椀

どうしても口まで食べ物が届かない場合

　この場合は、肩や体幹に問題が考えられます。腕が上がらないときは、肩の関節が硬くなっている可能性があります。

　練習動作
　• 肩に指先で触れながら、肩回しをする。内回し、外回しを20回ずつ。
　• バンザイを10回。
　• 肘を曲げて脇の開け閉め10回。

肘をついていないと体を支えられないため、口まで食べ

物を持ち上げられない場合もあります。そのような場合には、次のような点に注意してみましょう。

- 食事のときはフットレストから足を下ろしてしっかり座る。
- 浅く座ると体が後ろに倒れすぎるため、深く座って背筋を伸ばす。
- 傾きやすい方向にクッションを入れる。
- 坐位が安定するよう64～79ページのリハビリをしっかり続ける。

また、意欲が低下して食事を口まで運べない場合もあります。この場合は介助が必要ですが、食べさせてあげるのではなく、まずは手に箸やスプーンを持ってもらって動作を待ってみましょう。それで動きがなくても、介助するときは本人の腕を動かすようにしましょう。全介助するのは一番最後です。

● 箸を使う練習
これらと並行して、実際に箸を使った練習も行いましょう。

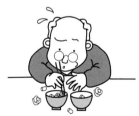

茶碗を２つ用意します。片方の茶碗の中に、いろいろなものを入れます。たとえば、ストローを１cm大に切った

もの、コピー用紙を小さく切って丸めたもの、ビー玉、軽いものや少し重みのあるものなど、どんなものでもいいので、それらを1つずつ箸でつまんで、もう1つの茶碗に入れる練習をしましょう。

注意! 認知症のある人の場合、食べられないものを食べ物と思って口に入れてしまう「異食行為」を行う危険がありますので、注意してください。

箸にもいろいろあります。

福祉用具では、握り部分が固定され、安定した動きを誘導してくれるものがあります。

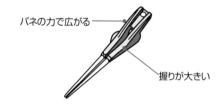

バネの力で広がる

握りが大きい

慣れてくれば、割り箸が滑らず使いやすいです。最後は普通の箸に挑戦してみてください。

ヒント ビー玉はとても難しいですが、垂直につまむと持ち上げることができますよ！

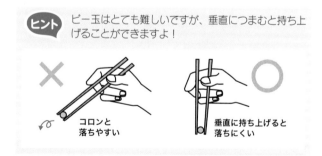

✕ コロンと落ちやすい

◯ 垂直に持ち上げると落ちにくい

3 口までは運べるけれど、口の中まで運べない

寝返り〜坐位レベル

大きすぎて口に入らない場合があります。前もって一口大に切っておくことも大切な介助です。

ただし、しっかり噛むことができるのであれば、細かく切り刻む必要はありません。

口を大きく開ける練習をしましょう。

練習動作

- 頬をグルグルとマッサージする。
- 口を大きく開けて「あ――」。
- 口を横にめいっぱい広げるように「い――」。
- 唇をすぼめて「う――」。
- 舌を前に出しながら「え――」。
- 喉の奥から声を出すように「お――」。
- 唇をしっかり閉じて「ん――」。

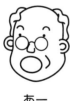

あー

いー

傾眠状態で口が開かないこともあります。まずは上記の準備運動をして、しっかり覚醒してもらうことが誤嚥予防にもなります。

④ いつまでも、もぐもぐと噛み続けている

寝返り〜坐位レベル

食物を噛むことを咀嚼（そしゃく）といいます。咀嚼をする理由は、食べ物を飲み込みやすいように小さく噛み砕くだけではありません。噛みながら舌も使って、飲み込みやすいように食べ物を一塊（ひとかたまり）にしているのです（この塊を食塊といいます）。

さらには唾液の分泌が促されて消化もよくなり、味わう楽しみも増えます。

食事前に舌を大胆に動かそう！

練習動作

- 舌で左右の頬の内側を、交互にしっかりと10回押してみる。
- 舌を10回、前や左右に突き出す。
- 舌を左右10回グルグル回す。

食事前に唾液腺を刺激しよう！

練習動作

- えら周囲のマッサージをする。
- 前あごの下をマッサージする。

 食塊が作れないのは、唾液の分泌が低下していることも原因の1つです。

このマッサージをすると唾液が出てきますので、最後はしっかりと、ごくんと飲み込む練習まで行いましょう。

5 なかなか飲み込めなくても大丈夫!

寝返り〜
坐位レベル

舌を動かす練習

前項④で行った舌の動きの練習も続けましょう。飲み込む直前には、舌で食塊を喉の手前(舌の奥)まで運んでいるので飲み込めるのです。

口を閉じる練習

人は口を開けて飲み込むことはできません。飲み込むときは必ず唇をしっかり閉じています。

練習動作

- 頬を膨らませる。頬をへこませる。これを交互に10回行う。
- コップに水を入れてストローでぶくぶくと息を吹く。

 ヒント　吹き戻しのおもちゃも、良いリハビリになります。

嚥下反射の練習

首には気管と食道の2本の管があります。正常であれば、飲み込む瞬間に喉頭蓋という「ふた」が気道を塞ぎます。これは意識的にするのではなく、反射で行われます。

しかし年齢と共にこの反射が鈍くなり、しっかりと気道にふたができなくなると、食べたものが気管に入り「むせ」るのです。

嚥下反射の練習には、喉のマッサージが効果的です。喉を軽く指先で掴み、皮膚を上下にマッサージするように動かすと、この嚥下反射が起こりやすくなります。

　首周囲の筋肉を鍛えることも、飲み込みに関係しています。49ページの頭上げの練習は起き上がりの練習ですが、嚥下の練習にもなります。

　姿勢も大事です。上を向けば気管が食道を圧迫して飲み込みにくくなります。逆に下を向きすぎても、喉の動きを妨げて飲み込みにくくなります。
　足を床につけ、深く腰掛け、背筋を立てて、軽く下を向く（あごと胸の間に４横指の隙間があく）程度の姿勢が飲み込みやすい姿勢です。４横指とは指４本分の意味です。

　水分を摂取するときにむせる人もいます。そのようなときは水分や汁ものにとろみをつける増粘剤を使用します。
　しかし増粘剤は、多すぎても少なすぎても危険が伴うため、言語聴覚士か管理栄養士に指導してもらいましょう。

　何より、毎日の歯みがきが大切です。
　食前の歯みがきは口周りの筋肉や口の中を刺激し、食べる準備につながります。食後の歯みがきは口腔内の細菌を減らし清潔を保つことで、誤嚥性肺炎の予防にもなります。

6 食卓テーブルのいす への移乗に挑戦!

坐位〜
立ち上がりレベル

家族と同じタイプのいすに座って、食事をしてみましょう。まずは手伝ってもらって、自宅でチャレンジです。

① 車いすのままテーブルの前まで行く。
② テーブルを支えにしてしっかり立つ。
③ 介助者が車いすと普通のいすを入れ替える。

家庭にあるいすは車いすとは違って、不安定な場合が多いです。第一にブレーキがありません。座面がくるくると回るタイプのいすも多いです。肘かけのないタイプもあります。

転倒の危険があるかどうかは、訪問リハビリなどで確認してもらうことをお勧めします。同時に坐位のリハビリを並行して行い、安定して座れるよう頑張ってください。

ただし、いきなり1人で乗り移ろうとしないこと。「活動」のリハビリは決して無茶をすることではありません。今の能力で安全にできることを探して確実に行い、生活に変化を持たせ、身体機能を向上させることです。身体機能が向上すれば、できる活動は少しずつでも必ず増えていきます。焦りは禁物です。

7 後片付けを してみよう

立位保持〜
移乗レベル

　おいしく、楽しく、団らんしながら食事を摂れるように
なれば、もう1つ家族の役割を担ってみましょう。後片付
けです。

　いきなり食器を運ぶのではありません。食べた食器を重
ねること、残飯を1つのお皿に集めることから始めてみま
せんか。誰でも面倒だなと思う作業ですが、だからこそ感
謝されますよ。家族も「そんなことはしなくていいから」
などと言わずに、優しく見守ってあげましょう。

　きれいに片付いたテーブルを拭くことも、とても良いリ
ハビリです。座りながらでも手を遠くまで伸ばす、左右へ
のバランスも必要です。体の片方に麻痺のある人であれば、
動かしにくい手を布巾と一緒に両手で動かせば、リハビリ
室とまったく同じことができます。これはすでにリハビリ
ではなく、立派な日常生活です！

毎日テーブルがピカピカだと、
気持ち良いですものね。

8 配膳・下膳の役割を

屋内歩行〜
外出レベル

　屋内を杖なしで歩けるなら、ぜひ挑戦してください。コップだけを運んだり、料理をお盆に乗せて運んでみましょう。

　ただ歩くだけとは、まったく異なることがあります。それは手がふさがってしまうこと。ふらついたとき、何かにとっさに掴まるということができません。無理せず簡単なこと、安全なことから始めましょう。

　それ以外にも、お茶を入れたり、ご飯のお替わりをよそったり、できることがたくさんあることに気付くと思います。

　注意するのは方向転換です。特に斜め上に手を上げて、高いものを取ろうとするときは、一番バランスを崩しやすいです。顔と手だけで後ろを向いて、後ろの物を取ろうとすることも危険です。足も動かして、体全体で方向転換するような癖を付けましょう。

顔も人生も後ろを向かずに
前を向いて！

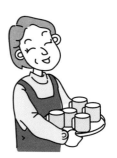

9 皿洗いをしてみよう

屋内歩行〜
外出レベル

　基本的にじっと立った姿勢を維持する必要があります。動きは少ないのですが、前かがみになると腰への負担が増しますので、短時間から始めてみましょう。

　それと同時に、身体機能のリハビリで能力が低下している運動はコツコツと続けることです。目標は、家族としての役割が定着することです。

　毎日のことです。健康な人がするより時間はかかるかもしれません。本人も面倒かもしれません。でもこれが日常生活です。ぜひ、これは新たな生きがいのためだと、家族の理解もお願いしたいところです。

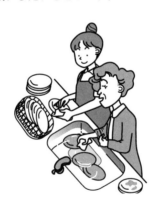

　体の片方に麻痺があると、食事はできても後片付けや皿洗いはとても難しくなります。食洗機があればいいのですが、なければ家族や訪問ヘルパーに手伝ってもらうことになると思います。滑り止めマットなどで洗い方を工夫している人もいます。

● 麻痺は筋力の低下ではない

麻痺のある人は、全員が同じようにできるかというとそうではなく、麻痺の程度は100人いれば100通りの違いがあると思ってください。あの人ができるのに私にはできないと落ち込むことはありません。「もっと筋力をつけるリハビリをしないとダメ！」などと、自分を責める必要もありません。

これだけは覚えておいてください。麻痺と筋力低下はまったく違います。麻痺は、筋力をつけるリハビリをすれば良くなるというものではないのです。

今の身体機能のままでも、できる動作や方法がきっと見つかります。信頼できるリハビリ専門職と共に工夫し、1つでもできることが増えることを願っています。

Column フレイルとオーラルフレイル

フレイルとは加齢による虚弱のことです。フレイルになると、心身機能の低下や病気にかかるリスクが高くなります。

ただ、リハビリをしっかり行えば予防が可能です！ そのポイントは次の3つ。

①**運動**：まさにリハビリです。

②**社会参加**：趣味やボランティアなど、人や社会とのつながりを大切にしてください。

③**栄養**：オーラルフレイルとは、口に特化した虚弱のことで、低栄養の改善や噛む機能の維持が大切です。

偏食も低栄養につながります。バランスの良い食事を心がけましょう。特にたんぱく質は、筋肉のもとになるので大切です。

食後の歯みがきで、口腔内を清潔に保ち、口腔機能も向上させましょう。「8020(ハチマルニマル)運動」をご存知ですか？ 80歳で20本以上の歯を保ち、噛む力を維持しようという運動で、オーラルフレイルの予防にもつながります。

10 外食こそ食事の醍醐味

屋内歩行〜
外出レベル

　店までの移動は車でも、杖があれば店に入れる人がいます。車いすのままでも、外食が可能な店は多くあります。自宅内では伝い歩きができていても、外食となると歩く距離は格段に延びるため、車いすを持っていく必要のある人もいます。

　まずは近くの店で外食をしてみましょう。最初は安全面を重視して、車いすや杖などを使ってみてください。そして必要がないとわかってくれば、車いすの卒業を考えたり、杖歩行の距離を延ばしていったり、シルバーカーの使用などを検討していきましょう。いずれにせよ、外食することによる気分のリフレッシュは、とても大切です。

　そして、普段から散歩ができる人は、電車にも挑戦してみましょう。大好きだったあの店に行きたい、友達と会って話がしたい、その気持ちがあれば最初の一歩は思ったより簡単かもしれませんよ。

訪問リハビリの患者さんとは、車いすの人も電車で外食に行きました。杖でバスに乗り、電車の最寄り駅まで行った人もいます。今では1人で出掛けて、友人との外食を楽しんでいる人もいます。皆さんが諦めても私は最後まで諦めません！

●車いすの介助のポイント

　外出時の車いすの介助は、自宅内とは違うことが多くあります。いくつかポイントをあげておきます。

● 車いすは折りたためるので、車に乗せることができます。

座面を前後から持って引き上げると、2つに折りたためます。広げるときはアームレストを持って横に広げ、最後に座面の左右の部分を下に押し付けると完全に広がります。

● 動作前の声かけは基本ですが、屋外のときは介助する側も緊張すると思います。2人で呼吸を合わせることで、安心感を持ってもらいましょう。

● 屋内とは違って、屋外の道は舗装されていても思っている以上にガタガタします。そしてその振動は、座っている人には恐怖心になる場合もあります。できるだけゆっくり押すように心がけましょう。そして砂利道などは無理に通らず、遠回りであっても迂回するほうが安全です。

● スロープ程度の坂道であれば大丈夫ですが、急な坂道を下りるときは、前から進むと前のめりになって危険です。後ろ向きに下りましょう（急な段差も同じです）。

● 溝に前輪が落ちることが一番危険です。なるべく避けて通り、どうしても通る必要のあるときは、必ずティッピングレバーを踏んで前輪を浮かせて渡りましょう（150ページ参照）。溝に網状のふたがしてあるところもありますが、直進せずに斜めに進むことで安全に渡れます。

● 店に入るときに一番困ることはトイレかもしれません。前もって済ませておいたり、入店するときに席を配慮してもらいましょう。入り口の段差も含めて、車いすが使える店か確認しておくことも大切です。

　学校や仕事が休みの日に、昼ぐらいまでぐっすり寝たことはありませんでしたか？　そのままだらだらと寝間着のまま1日が過ぎてしまうと、何とも言えない失望感がありませんでしたか？　私は目が覚めたときに夕方の5時だったことがあり、時計だけを見たときに朝なのか夕方なのか混乱して愕然としたことがあります…。

　休みの日は、たとえ出掛けなくても着替えるだけで、生活にメリハリがつきますよね。でもこれが療養生活となると毎日が日曜日のようになり、寝間着でいることが当たり前になりかねません。

　デイサービスや通所リハビリに出掛ける日はもちろん、それ以外の日もできるだけ毎朝、着替える習慣をつけましょう。人の目を気にするという刺激は、誰のためでもなく自分のためになります。閉じこもらないために、地域にどんどん積極的に出掛けるための第一歩は、着替えることです。

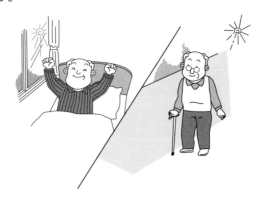

1 寝間着から着替えよう

寝返り〜
坐位レベル

　自分で着替えができない場合、介助で着替えることになります。介助方法はここでは省きますが、自立支援の視点からのポイントをお伝えしておきます。

● 室温が低すぎないか温度計で確認しましょう。寒い日にいきなり裸になることは負担が大きいです。しっかり部屋を暖めてから着替えをしましょう。

● どの服を着るか、本人に選んでもらいましょう。はっきりと答えられない場合や嫌がる場合でも、2つは用意して「どちらがいい?」と尋ねてみることはコミュニケーションになりますし、「着替えない」という選択肢を断ち切るきっかけにつながります。

　でも、無理強いはあまり良くないですね。

● 起きて間もない時間に着替えると、関節が硬いことがあります。服を脱ぐときに無理に関節を動かして痛い思いしかしないということになれば、「着替えたくない」と思われても仕方ありません。まずは自分で動けるような簡単な体操 (バンザイ、腕の曲げ伸ばし、膝を立てる、お尻を上げるなど) をしてもらいましょう。

2　上衣を自分で着替える

寝返り〜
坐位レベル

　坐位が安定しているかどうかで、介助するかしないかを判断してみましょう。

● 端坐位で体幹がふらつくようであれば介助が必要でしょう。車いすに移乗すれば体幹が安定して軽介助、もしくは自立で着替えができるかもしれません。安全な方法を探してみてください。そして日々の変化を感じてみてください。着替え動作が体幹の筋力アップや上肢の関節拘縮予防につながります。

● 体の片方に麻痺（片麻痺）がある場合は、着るときは麻痺の「あるほう」から、脱ぐときは麻痺の「ないほう」からが基本です。

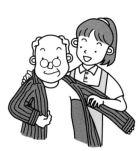

● ボタンの掛け外しは自分でできるか試す価値があります。片麻痺があれば片手になりますが、麻痺がなくても指先の細かな動作は年齢と共にやりにくくなります。箸がいつまでも使えるよう日常生活がリハビリになる、とても良い機会です。

3 足元に挑戦!（靴下を履く、靴を履く、装具を付ける）

坐位〜
立ち上がりレベル

　足元まで手を伸ばしても体が安定している坐位の能力があることが理想ですが、足を組んでも安定した坐位を取れるのであれば、靴下などを履くときに体を前かがみにする必要はありません。

靴下

● 靴下は足を組んで履くこともできますが、できれば坐位で、片足をそのまま上げて踵をいすの縁に乗せるか、引き上げるときだけでも空中に浮かせて行ってみましょう。1つの動作がリハビリになり、リハビリがさらに活動を広げる。相乗効果ですね。

ヒント　ソックスエイドというものがあるのをご存知ですか？　私はまだリハビリの学生のころに施設見学に行き、このソックスエイドを体験して本当に驚いて感動しました！　整形疾患で手が足元に届かないという人は、ぜひ試してみてください。

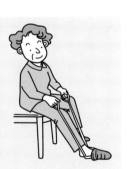

介護用の靴

● 介護用の靴のほとんどがマジックテープ式です。マジックテープ式の一番のメリットは、履き口が広いので履きやすくなっていることです。さらにつま先が少し上がっていて、つまずきを予防してくれます。靴底は滑りにく

くなっているという工夫もされています。ただ、履くときに靴下によってはマジックテープに引っつきやすいという欠点もあります。

 一見すると紐式の靴のように見えて、実はファスナーが付いているタイプもありますが、デザインも同じようなものが多いので、個人的にはおしゃれな靴が増えると嬉しいですね。

● 片麻痺の人が足を組んで片手で履くときに、なかなか履けないことがあります。そのときは、足をまっすぐ入れるのではなく、小指側から入れると履きやすいです。

● 介護用の靴の一番のメリットは、左右で異なったサイズを購入できることです。片麻痺の人の足の特徴として内反尖足(ないはんせんそく)というのがあります。これを矯正するものとして装具を使用するのですが、装具を付けると足が靴に入らなくなります。そこで、片方だけ大きいサイズの靴を使うのです。

装具（短下肢装具）
....

● 装具を付けるときは、まず踵をしっかり奥まではめ込んで、足首のベルトから締めます。ここが緩いと装具としての役割が機能しません。

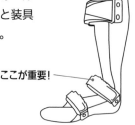

ここが重要!

4 下衣を自分で着替える

立位保持〜
移乗レベル

自分でズボンを履き替えるには、立位保持が安定していることが条件です。病気にもよりますが、手すりを持ってでも大丈夫ですし、壁にもたれかかってでもズボンを履くことは可能です。

● 最初は坐位で太ももぐらいまでズボンを履き替えてから立ち上がって、腰まで引き上げます。

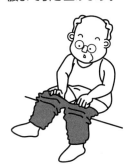

● ジャージに履き替えることが一番簡単で楽ですが、普通のズボンも練習しておきましょう。ボタン、ファスナー、ベルトは握力や指の細かな動作のリハビリになります。

● 片麻痺の人は、上衣と同じように、着るときは麻痺の「あるほう」から、脱ぐときは麻痺の「ないほう」から着替えましょう。

5 洗濯機に入れる

屋内歩行
レベル

　洗濯や濡れた衣服を干すことはまだできなくても、まずは洗濯機まで衣服やタオルなどを運んで入れてみましょう。物を運ぶということは、これからさまざまな場面で使える動作です。

　動作は「活動」です。リハビリが日々の積み重ねになるための近道は、リハビリを日々の習慣にすること。こういった活動をコツコツ続けることが、知らないうちに転倒予防のリハビリになっているのです！

- 両手で何かを運べば、残念ながら杖は使えません。片手であれば杖は使えますが、いずれにせよ荷物がある分だけバランス能力が必要となります。

- 片麻痺の人は、ぜひとも麻痺側の腕で洗濯物を持ってみてください。細かな指の動作はやりにくくても、衣服類であれば腕に掛けたり、脇に挟んだりすることで、上手にできる人が多くいます。

6 衣服の出し入れ

屋内歩行〜
外出レベル

　好きな服を自分で選ぶことは、本当にとても大切なことだと思います。好きな服を着るということは、その姿を誰かに見てもらいたいという気持ちの表れです。

　人目を気にした行動ができるということは、たとえ今は家の中だけのことであったとしても、社会参加への期待できる入り口です。たんすや引き出しを開けることが楽しみになるといいですね。

- まずはどっしりと引き出しの前に座って、どんな服があるか見てみましょう。時間をかけて思い出に浸ることも回想法といって、認知症予防のリハビリにとても良いことです。

- 時期が合えば衣替えをしましょう。流行りの断捨離にも挑戦してみてください！

- そして一番大切なことは、日々の着替えを習慣とすることに尽きます。最初は安全を重視して坐位で衣服の出し入れをしても良し、慣れてくれば立ってハンガーに服を掛けるも良しです。それぞれに能力は違っても、自分でできることを積極的に見つけていく気持ちを忘れないでください。

⑦ 立ったままで靴下を履く

　メタボという言葉が一般的になりました。それに続いて、「ロコモ」という言葉はご存知でしょうか。

　運動器の障害のために移動機能が低下した状態をロコモティブシンドローム、略してロコモといいます。簡単に説明すると、筋肉や関節などが原因で、立ち上がりや歩行といった動作に問題が生じることです。そうなると当然、日々の活動や社会参加に影響が出てきます。

　このロコモチェックの項目の1つに、「立ったままで靴下を履けるかどうか」が問われています。

● バランス機能に不安があれば、まずは床に座って靴下を履いてみましょう。自分でできるなら安全なことから始めてみてください。

● いすに座ってならどうでしょう。足を組んだり、踵をいすの縁に乗せてみたり、ソックスエイドを使ったりしてみてください。

> **ヒント**　立って靴下を履き替えるという動作は、年齢に関係なくあまり日常でする動作ではありません。ほとんどの人が、日常的には坐位で行っていると思います。それでいいのです。これはあくまで、ロコモチェックですので、実際の日常生活で健康な人が毎日「行っている動作」ではありません。
> ただ、これができると転倒から介護状態になるなどのリスクが減るという目安になります。

3-4 トイレ（排泄）

しっかり食べたら、しっかり「出す」ことこそ健康の証です。それが、運動量が減ったり、水分補給が不十分だったり、偏食によって、腸の蠕動運動（ぜんどう）が低下すると便秘になってしまいます。尿意・便意があるということは健康のサインですから宝物だと思ってください。

排便は1日に1回が理想ですが、排尿は平均的に1日に4〜7回程度です。高齢になるとトイレが近くなり、日中でも頻回に行くことが面倒だと感じたり、夜間だと十分な睡眠が妨げられることになります。

介助が必要であればその都度、家族を起こすことになり、本人はとても心を痛めています。そのため、高齢者はトイレに「行かないように」わざと水分摂取を減らしたり、トイレを我慢することがあります。「食べない、飲まない」→「出さない」→「自然に出せなくなる」→「食欲がなくなる」→「元気がなくなる、不健康になる」などと、どんどん悪循環に陥ってしまいます。

負の連鎖に落ち込まないよう、自分で自然に排泄が行える能力を維持しましょう。在宅生活の要です。

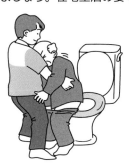

① 消化・吸収・排泄の流れを鍛えよう

寝返り〜
坐位レベル

　ここでは食べた後のことを考えてみましょう。簡単に説明すると、胃に入った食べ物はまず消化されてから、腸（十二指腸 → 小腸 → 大腸 → 直腸）に送られます。主に小腸で栄養を吸収し、大腸で水分を吸収します。その残りを排泄するわけです。

　それぞれの臓器がしっかり働けば、この消化・吸収・排泄の流れは意識せずと毎日行われます。

食事

- この流れを助けるためにできることとして、しっかり噛むということが大切です。噛むと食物が小さくなるだけでなく、唾液で消化が始まっています。

- 高齢者は食欲が低下しがちですので、低栄養に注意することが大切です。低栄養状態に加えて臥床状態が続くと、褥瘡（じょくそう）を起こしやすくなります。そのため、食べたいときに食べることも良いことです。

- 胃腸は食物がないときに休むことができます。胃腸を休めることも意識して、食べ過ぎや寝る直前の食事にも注意しましょう。

- 食物繊維や水分をしっかり摂りましょう。食物繊維は胃腸では消化されません。そのため大腸までしっかり届き、大腸の蠕動運動を促します。食物繊維は野菜、果物、きのこ類、豆類、海藻類に多いとされています。

● お腹のマッサージをしてみましょう。手のひらで小さく円を描くように軽く圧迫しながらさすっていきます。お腹の右下から始めて、上 → 横 → 下と動かすと大腸と同じ流れになります。これを3分程度繰り返してみてください。

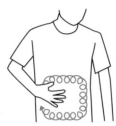

● 背臥位もしくは坐位の姿勢で、お腹を凹ませてから凸の方向に、おへそを突き出すように力を入れてみましょう。ゆっくり大きく50回動かします。

● 続いて、お腹を太鼓に見立てて、両手をグーにしておへその下辺りを少し強めに、トコトコとリズムよく100回くらい叩いてみましょう。

これら3つの運動をすると、頑固だった便秘が翌朝スッキリ出たと、よく言っていただけます。

② ポータブルトイレを使ってみよう

坐位〜
移乗レベル

歩けない人でも、介助があればポータブルトイレを使用できることもあります。臥床傾向の人にはトイレという活動をリハビリと考え、積極的に運動量を確保することが大切です。

本人の尊厳を傷つけないことはもちろん、おむつより坐位のほうが腹圧を掛けやすいというメリットがあります。

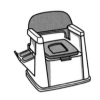

尿意・便意の確認

まずは尿意や便意があるかどうかを確認しましょう。排泄は自尊心に関わります。加齢とともにさまざまな能力低下があって当然です。失禁をすることもあるでしょう。そんなとき、家族にも知られたくないと思うことはむしろ自然な感情です。

介護する側が失禁したことを責め立てると、嫌なことを隠すようになり、心を閉ざしてしまう懸念があります。閉じこもりは認知症をも加速させます。

排泄は非常にデリケートな問題です。加齢による能力低下を理解し受け止めることを意識して、慎重に言葉を選びながらコミュニケーションを取るよう心掛けてください。

坐位保持の確認

坐位保持が安定しているかを確認しましょう。移乗や下衣の上げ下げに介助が必要であったとしても、坐位が自立していれば、安心して排便していただけるはずです。

坐位では前かがみになったほうが腹圧を掛けやすくなります。太ももに両肘をつく姿勢です。この姿勢が不安定であれば、福祉用具にこの前かがみを補助するテーブルがありますので、必要に応じて使用を考えてみてください。

ポータブルトイレの利用

日中はトイレまで歩いて行ける人でも、夜間は足元がふらついたりしがちです。睡眠導入剤を服用していればなおさらです。本人の自尊心の問題を考慮したうえで、ベッドの横にポータブルトイレの設置を考えてみてください。

ポータブルトイレは、どっしりと大きくひじ掛けのあるタイプだと、移乗や立位保持の際にひじ掛けが手すりの代用となり、安全性が向上します。

また、ベッド柵も開閉式の介助バーに変更しましょう。安定した手すりになります。

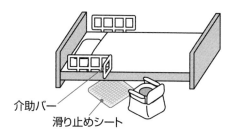

介助バー

滑り止めシート

ポータブルトイレは、近すぎても足を下ろしにくく、遠すぎても乗り移りが困難です。何度か練習して、移乗しやすい位置を決めてください。位置が決まったら、足元に滑り止めシートを敷くと安心です。

③ トイレに行こう

屋内歩行〜
外出レベル

立位保持ができればポータブルトイレではなく、家のトイレを使うことに挑戦してみてください。トイレまでの移動は車いすになりますが、しっかり立っている間に下衣の上げ下げの介助が安全にできますし、QOL（生活の質）は格段に向上します。日々のトイレ動作の継続が、デイサービスや外出時のトイレの不安を軽減させてくれることでしょう。

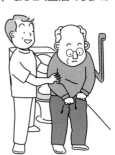

歩行可能な人は以下の点に注意しながら、トイレ動作を行ってみてください。

ドアの開閉

まずはドアの開閉です。外開きの扉は立ち位置に注意しましょう。扉が開く方向に立ってしまえば、開くにつれ後退りが必要になり危険です。壁に向かって、ドアの開閉の邪魔をしない位置に立つことが大切です。

引き戸であれば、たとえ車いすであったとしても扉が邪魔するということがなくなります。

下衣の上げ下げ

下衣を下げるときにバランスを崩しやすいので、十分注意してください。手すりを持つか、片麻痺の人は壁にもたれかかって下衣を下ろします。一気に足首まで下ろす必要はありません。まずはお尻が出るぐらいで大丈夫です。

手すりはL字の物が使い勝手
が良いです。

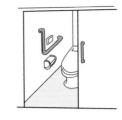

トイレ動作

● 便座には手すりを持ってゆっくり座るようにします。坐位が安定したのを確認してから、下衣を膝ぐらいまで下ろしましょう。

● 後始末に関しては、家族がトイレットペーパーの残りや予備に注意しておく必要があります。予備のトイレットペーパーは棚の上に置いてあることが多いので、高いところに手を伸ばすと転倒につながる危険があります。

● 用が済めば、しっかり手すりを持って立ち上がり、立位が安定したことを確認してから手すりを持ったり、壁にもたれかかったりして、下衣を上げましょう。

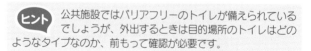

ヒント　公共施設ではバリアフリーのトイレが備えられているでしょうが、外出するときは目的場所のトイレはどのようなタイプなのか、前もって確認が必要です。

3-5 入浴

　適切な入浴は運動の強度的に言えば、それほど高いものではありません。入浴には筋肉や体の疲れを癒す、精神的にリラックスする、体を清潔に保つ、血行を良くする、免疫力を高める、質の高い睡眠を誘うなど、とても良い効果があります。

　しかし一方では、長湯や高温浴による疲労、立ちくらみや転倒の危険、血圧への影響、ヒートショック、溺水など、体力の低下した高齢者が1人で入浴するには多くの危険が伴います。

　そのため、ほかの活動よりも介助する場面が多くはなりますが、入浴のメリットは非常に大きく、何より「気持ちがいい！」ので、ぜひとも家族や介護サービスのサポートで安全に行えるように確認しながら進めていきましょう。

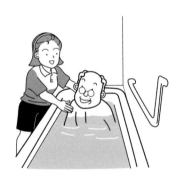

3-5 入 浴

1 デイサービスなどを利用

寝返り〜
屋内歩行レベル

　自宅での入浴が困難でも、介護サービスを利用すれば定期的に安全な入浴が確保できます。

　デイサービスなどの施設には、安全に入浴するための機器（リフト）やシャワーチェアなどが設置されているところが多くありますし、髪や体もしっかり洗えますので清潔な身体を保持できます。ぜひとも積極的に利用しましょう。

　しかし、介護サービスだからといって、何もかも手伝ってもらえるわけではありません。

　自宅での着替えの準備に始まり、施設での衣服の着替え、髪や身体を洗う、浴槽に入る、身体を拭く、髪を乾かす、洗濯物を持ち帰って洗濯機に入れる、などさまざまな動作があります。

　これらの動作の中から、できることは自分でするという意識がとても大事です。

Column 信頼される専門職

　仕事をする上で、「信頼関係」はとても大切なキーワードです。思いやりの気持ちや誠実さは当然の資質です。

　では、どうすれば信頼してもらえる専門職になれるのでしょう。答えは一概には言えませんが、1つの答えとして専門職としての「自信」があると思います。

　自信は余裕を生みます。余裕はミスを防ぎ、瞬時に考える時間を与えてくれます。また専門的な知識に詳しいと、いろいろな質問に答えることができます。知識の積み重ねこそが自信の源になるのです。専門職はテレビの情報番組の受け売りではいけません。

② 介助で浴槽へ入ろう

屋内歩行〜
外出レベル

　自宅内を1人で歩け、付き添いの人がいれば安心して外出もできるという人であっても、入浴動作に不安を覚える人は多いです。

　食事や更衣とは違って、家族でも「入浴介助」となると安全に介護できる自信はないと思います。こういったときこそ、訪問介護サービスを利用して、定期的に入浴しましょう。

● 入浴前は、まずは着替えの準備です。引き出しから新しい肌着を取り出して風呂場まで持っていきます。更衣動作は手すりを使用して、慎重に行いましょう。できないことは無理をせず、介助してもらうことも大切です。

● 台所にあるようないすとは違って、風呂場のいすは低くて手すりも付いていません。体を洗うぐらいだからという油断は禁物です。低いいすは立ち座りが難しくなりますし、しかも濡れていたりシャンプーや石鹸の泡で滑りやすくなっています。ひじ掛けの付いた安全なシャワーチェアを利用してください。

● 浴槽に入るときは、またぎ動作が必要です。立ってまたげる人だけでなく、座ってまたぐ人も手すりを使いましょう。浴槽の縁に座るスペースがない場合は、シャワーチェアやバスボードを使います。ベストな方法を見つけるためにも、ケアマネジャーや訪問リハビリに相談してください。

③ 入浴事故を防ごう

　介助者がいたとしても、入浴動作にはさまざまなリスクがあります。安全に入浴を楽しんでいただくためにも、入浴時の事故に関して、注意すべき点をお伝えしておきます。

転倒を防ぐには

　転倒については、身体機能に合った環境整備に尽きます。手すりやシャワーチェアをはじめとした福祉用具で、安全に入浴できる環境を整えます。リハビリや福祉用具などの専門職にしっかりとチェックしてもらいましょう。

疾患によるリスクを防ぐには

　病気によっても注意すべき点は異なります。

　糖尿病の人は感覚機能が低下していることがあるので、お湯が熱くてもわかりにくく、やけどのリスクがあります。

　また、循環器系（心臓、血圧）に不安のある人は、めまいやふらつき、ひどい場合は意識がなくなる恐れもあります。お湯の温度、入浴時間などを、かかりつけ医にしっかり確認しておきましょう。

血圧の変動によるリスクを防ぐには

　冬場は、脱衣所と入浴時の温度差が引き起こすヒートショックが最も危険です。冬の寒い脱衣所で震えながら服を脱いでいると、急いでお湯につかりたくなる気持ちはわかりますが、この急激な温度差で血圧が変動し失神に至ることがあります。

　入浴前に脱衣所や浴室を暖めておくことが大切です。浴

室は前もってシャワーを出しておくと、湯気で浴室内の温度が上がります。浴槽のお湯をかき混ぜてふたを外しておくことも、同じような効果があります。

　簡単な方法としては、一番風呂を避け、誰かの入った後に入浴することです。

　長時間の入浴を避けることも大事です。入浴時は血管が拡張し、リラックス効果もあり、ある程度の水圧がかかっていても血圧が下がっています。

　しかし、お湯から上がると、水圧もなくなりさらに血圧は下がります。すると、重力に逆らって脳に血液を送ることができなくなり、貧血を起こしやすいのです。

　人間は血圧を調節する機能（恒常性機能）が働くようにできているのですが、高齢者はこういった機能も低下していますので、長湯には特に注意が必要です。

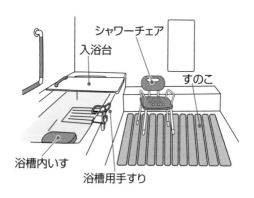

シャワーチェア
入浴台
すのこ
浴槽内いす
浴槽用手すり

　入浴用品は多種多様です。これらは一例ですので、能力に応じたものを使いましょう。

自立支援②
社会参加を目指そう

第3章は「活動」という視点で、身の回りのセルフケア中心の話でした。この第4章は「参加」です。

部屋の中に閉じこもらずに、外に出てみましょう！ それも単に外出ではありません。目的を持った外出、つまり社会参加です。

「趣味は寝ることだから … 」

はい！ それも立派な社会参加です。

良質な睡眠を目的とするのであれば、睡眠と健康は切っても切り離せないものです。健康であれば家族も安心です。では、目が覚めたら何をしますか？ その人だけの社会参加や家庭での役割を見つけて、ぜひとも充実した人生を感じていただきたいです。お互いが毎日の笑顔を大切にしてくださいね。

とは言っても、家族だけで介護をすることはとても大変なことです。介護サービスを積極的に利用してもらうことは、本人にも家族にも、大切な気分転換の時間になります。

また、たとえ週に2日のデイサービスであっても、1回20分のリハビリであっても、家族やサービスを受ける人にとっては貴重な時間です。介護を提供する側は、思いやりと尊敬の気持ちを忘れないようにしましょう。

　「どうして地域の活動に参加しないの?」と尋ねたら、どんな返事があるでしょうか?

　「行きたくないから」「疲れるだけだから」「面倒だから」など、いろいろな答えがあると思います。気持ちが乗らないと、なかなか出掛けられないものです。

　嫌だと感じることは押し付けられているようで、参加しても楽しいものではありません。やりたいことや好きなことは、少々の困難があっても率先して取り組んできませんでしたか? それがいつまでもできれば最高だと思いますし、それこそが最高のモチベーションだと思います。だから、まずは楽しいと思えることにどんどん参加できるようにしていきましょう。

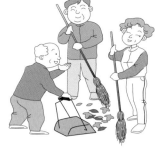

　では、「どうして旅行や外食に行かないの?」と尋ねたらどうでしょう?

　気乗りしないのであれば同じような返事になるでしょうが、「関節痛がひどくて」「家の前の坂道が怖くて」「車いすだと1人では出掛けられない」など、行きたくても行けない事情がある人もいます。

この章のテーマは「参加」です。ここでいう「参加」には、「社会参加」「趣味」「生きがい」という意味が大きいのですが、地域社会に出られない人には家庭内での「役割」という意味の参加もあります。主婦であれば、洗濯物をたたむことは日常の活動ですが、外出の機会の少ない高齢者にとっては、家族の「役割」として洗濯物をたたむことが「参加」となります。

1人でいることが好きな人もいます。そんな人は静かな空間が心地よいでしょうから、家の中で読書することも、外出して自然の中に1人静かに身を置くことも「参加」です。

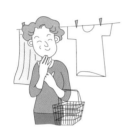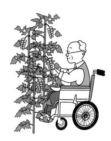

これらのように、人が大勢いるところに出掛けることだけが参加ではありません。

人から頼りにされること、するべきことがあること、楽しみと思えること、こういった「参加」に出会えることが、これからの人生を充実したものにしてくれます。

体が不自由になればできないことが増えてしまい、どうしてもその「できないこと」に心が向きがちになってしまいます。しかし、その不自由な体であっても、「できる参加」があるということに気が付いてほしいのです。その気持ちが「自助」につながります。そして、高齢者自身の自立した生きがいを支援することが、地域社会の役割であり「互助」の精神だと思うのです。

　外出の機会がある人はもちろん、特にベッド上の生活が中心という人にお勧めの参加があります。

　臥床傾向にあると、どうしても多くの弊害が生じてきます。それら二次的な弊害を予防できるのが、日光浴という参加です。

　朝起きて目が覚めるのは日光の明るさがあるからです。これが1日の生活の始まりという大自然からの合図ですので、生活リズムを整える意味で大変重要です。

　日光浴といっても必ずしも外出する必要はありません。屋内で窓越しに日光を浴びるだけでもその効果はあるとされていますので、まずはベッド上でも、少し元気があれば車いすに移乗してでも、日光浴をしてみましょう。

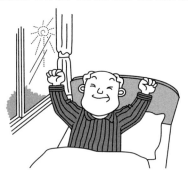

● 骨粗鬆症予防

　紫外線を適度に浴びるとメリットが大きいです。その効果は、紫外線を浴びると体内でビタミンDが作られることです。ビタミンDはカルシウムの吸収を助け、骨を強

くすることにプラスに働いてくれます。

　ではどの程度の時間、日光浴すればいいのかということですが、これは地域や季節によってかなり差があるようです。あまりに長時間浴びすぎると弊害もありますので、まずは10〜15分程度から始めてみてはいかがでしょうか。

● リフレッシュ効果

　臥床が続くと筋力が低下しますが、気力や意欲も低下していきます。セロトニンという脳内物質が不足することで、意欲の低下、不安症状、うつ症状を引き起こすと言われています。

　そこで、セロトニンを不足させないためにもすべきことがあります。それが日光浴なのです。外の空気を吸うだけでも気分はリフレッシュしますよね。気分転換にも日光浴はとても良いことです。

● 良質の睡眠

　食事と排泄に加えて、睡眠が健康に大きく影響します。寝付きが悪かったり、夜中に何度も目が覚めたり、浅い睡眠では疲れも取れません。さらに臥床傾向では昼間でも寝てしまうことが多くなりがちです。そうなると本来であれば眠れるはずの夜に目がさえてしまい、昼夜逆転が生じます。

　それを断ち切るには日中に起きているということが大切ですが、何より朝にしっかり目覚める必要があります。起床したらまず日光を浴びて、体内時計を確実にリセットすることが、1日が始まったことを体に教えることにつながります。

　今ではすっかり大家族が減って、核家族が当たり前になりました。何世代もの家族が一緒に食事をするという話も、あまり聞かなくなってきました。さらに2025年には団塊の世代が75歳を超え、高齢者だけの家族や後期高齢者の一人暮らしも増えるでしょう。

　だからこそ、意識的に家族が集まる機会を持つということに意味があると思います。

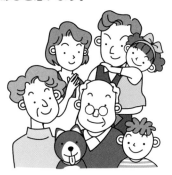

● 孤立の回避

　一人暮らしの高齢者が増えたとしても、孤立することは避けなければいけません。たまにであっても家族が揃って食事をすれば会話も生まれます。自身の健康の話も、聞いてもらうだけで不安も和らぐものです。それがきっかけで、リハビリに意欲的になればとても良いことです。

　一緒に住んでいようが、遠く離れて住んでいようが、誰とも会話がなければそれは「社会的孤立」です。たとえ電話であっても、孫や曾孫の近況を聞けば、その成長が楽し

みになります。一緒に食事ができればとても嬉しい思い出になりますし、もっと一緒に出掛けたいという気持ちが沸き上がってくるかもしれません。

アルバムを広げてみれば、遠い昔に諦めてしまった夢や、いつか挑戦したいと思っていたことも思い出したりするかもしれません。きっとまだやっていないことがあるはずです。諦めずに、もう一度、生きがいを探してもらうのもいいでしょう。ちょっとしたことでいいのです。近所の人との付き合いや友人との井戸端会議も立派な社会参加ですし、介護予防にもなります。優しい心で人との縁を大切に。

Column 2025年問題と2040年問題

2025年問題とは、第1次ベビーブームに生まれた団塊の世代が75歳を超えて、全員が一気に後期高齢者となることで生じる問題のことです。高齢者ですから当然フレイル（加齢による虚弱）や認知症も増えるでしょう。ただでさえ少子高齢化で働く現役世代が減っているのに、介護業界で働きたいという人が増えるはずもありません。介護士の人材不足がより深刻になってきます。

2040年問題では、第2次ベビーブームに生まれた団塊ジュニア世代が65歳を超えて国民の3人に1人が高齢者となり、働く現役世代およそ1.5人で1人の高齢者を支える時代がくると試算されています。2025年の諸問題に加え、社会保障費が増えることでその財源確保が困難となってきます。簡単に増税の話にはなってもらいたくないですよね。

こうした状況の中で、国の対策の1つとしてあげられているのが「健康寿命の延伸」です。病院や介護サービスに頼らない健康な生活が今よりも長くなれば、介護保険料など社会保障費の抑制につながります。では、私たちはどうすればいいのでしょうか？

その答えは、自立支援型リハビリと「予防」に尽きます。

4-4 リラクゼーション

　部屋に閉じこもってばかりだと、知らず知らず意欲や気力が低下しストレスも溜まってしまいます。外出する機会のある人ならいいのですが、ベッド上の生活が長くなるとそうもいきません。一番くつろぎの場となる自宅が、ストレスの温床となっては本末転倒です。

　心地よい空間の場になるよう一緒に工夫してみましょう。

● 深呼吸

　自分でできるリラクゼーションといえば、深呼吸です。呼吸の役割は、酸素を取り入れて二酸化炭素を吐き出すことです。体に取り入れられた酸素が全身に行きわたることで、頭も体もシャキッとします。

　しかし普段の呼吸は意外と浅いものです。まずは運動のつもりで深呼吸をしてみましょう。深呼吸のコツはたっぷり空気を「吸うこと」ではありません。実はしっかりと「吐き出す」ことなのです。肺の中の空気をできるだけ吐き出すためには腹筋も働き、臥床傾向の人にはこれだけででも良い運動になります。

　そして目一杯吐き出すと、自然と空気を深く吸えるようになります。深呼吸は「吸う」より「吐く」を意識してください。

　さらに深呼吸は副交感神経を優位にしますので、気持ちも落ち着いてきます。気持ちが滅入ったときやストレスを感じたときは、特に意識して深呼吸をしましょう。目を閉じて優しく息を吐ききって、ゆったりと自然に任せるように息を吸います。就寝前の深呼吸も、快適な睡眠の助けになります。

●マッサージ

マッサージの効果の代表として、筋肉の疲労回復が思いつくと思います。肩こりや腰痛、足のだるさなどには非常に効果が高いですが、これは血流やリンパの流れの改善が関わっていると言われています。臥床傾向の人は運動や活動が少ないため、血流が滞り気味です。循環を良くするためにもマッサージはとても良いものです。

さらにマッサージを受けていると、気持ち良くて眠くなりませんか？　これこそ副交感神経が優位になりリラックスできている証拠です。

本格的なマッサージはプロに任せるしかありませんが、簡単なマッサージなら家族でもできます。手のひらを使って、全身を擦るだけでもとても気持ち良いものです。特にリンパは体の表層を流れていますから、それだけでも十分に効果があります。軽く叩くことも良い刺激になります。

Column 冷え性の人は「くび」を温めよう

冷え性の原因には筋肉量やストレス、ホルモンなどの影響があるのですが、ここでは簡単な対策をお教えします。

手や足先が冷えるので、その部分を温めがちですが、実はその手前の「くび」を温めることが大切です。手なら「手首」、足なら「足首」を冷やさないようにしましょう。そうすれば血液は温かいまま末梢まで届きます。

お勧めは、薄くて体に密着するようなものではなく、厚くてゆるめのサポーターや靴下です。特にふくらはぎのレッグウォーマーは効果抜群で、こむら返りの予防にもなります。

そして外出時は「首」にはマフラー、お腹にはカイロを入れてください！

お腹は首じゃない？　いえいえ、お腹は首です。だってお腹には「くびれ」があるでしょ (笑)。

●アロマ

雑貨屋さんに行けばたくさんの種類のアロマオイルが販売されています。あまりご存じないかと思いますが、このアロマオイル（精油）は日本では雑貨として扱われていますが、フランスやドイツでは医薬品扱いです。驚きですよね。精油によって、さまざまな効能を体に与えるのだそうです。だからといって、アロマオイルを直接肌に塗ったり、飲んだりしないように、くれぐれも気を付けてください。日本ではあくまで香りを楽しむものだと理解してください。

アロマオイルにも純度があり、価格もさまざまです。基本的に植物から抽出した100％の純度の物を精油といいます。できれば体のことを考えて、純度100％のものを購入し、ハンカチなどに1、2滴ほど垂らして香りを楽しんでください。精油によってその効果は違うのですが、ラベンダーは比較的安全かつ万能ですので、最初にお使いになるには非常にお勧めです！

アロマテラピー検定1級の
私のお勧めアロマ TOP 3

第1位 サンダルウッド（白檀）
呼吸を楽にする作用があります。

第2位 ティートリー
気分をリフレッシュしたいときに。

第3位 イランイラン
安心感を得られます。

4-5 デイサービスなど、介護保険サービスの利用

デイサービス、通所リハビリ、訪問リハビリなどは、積極的に利用してください。ただ、利用できる施設や回数などは個人によって異なります。基本的にこれらのサービスは介護保険の下で行われますので、介護認定を受けている必要があります。介護保険というと高齢者だけのサービスと思われがちですが、疾患によっては40代でも介護サービスを受けることができますので、初めての人はまず役所に問い合わせてみてください。

介護認定を受けている人は、担当のケアマネジャーにどういったサービスを受けたいのかを相談してみましょう。

●デイサービス・通所リハビリ

外出の機会の少ない人には、送迎付きのデイサービスや通所リハビリは気分転換できるとても良い機会ですし、家族にとっても安心できるサービスです。

デイサービスでは、家ではなかなかできない入浴や日々の楽しみ（ゲームや体操など）をサポートしてくれます。

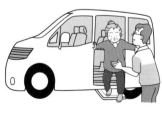
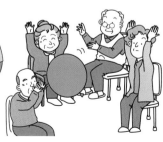

さらにリハビリが必要であれば、通所リハビリ（デイケア）を検討してみてください。デイサービスと通所リハビリは形態的にはほとんど同じですが、通所リハビリには理学療法士や作業療法士など、リハビリの専門職が必ずいます。質の高いリハビリを望むなら、「デイサービス」ではなく「通所リハビリ（デイケア）」をお勧めします。

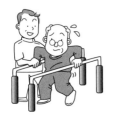 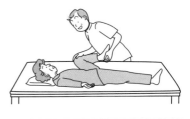

 施設によって時間や提供サービスの内容に差がありますので、ケアマネジャーに家庭の事情をよく説明して、最適な施設を提案してもらってください。無料体験を行っている施設もありますので、お試しに2〜3か所を体験するのも良いと思います。

● ショートステイ（短期入所）

　家族の介護負担の軽減や、急用で家を空けることがあるような場合には、ショートステイという数日のお泊りサービスもあります。施設によっては、理学療法士や作業療法士などによる個別リハビリにも対応しています。

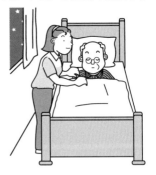

　これも担当のケアマネジャーが詳しい情報を把握していますので、ご相談ください。

4-6 趣味

私はやりたいと思ったらすぐに何でもやってみるタイプなのですが、周りにはやりたいことがわからず悩んでいる人がとても多いことに驚きました。もしくはやりたいことがあっても、諦めている人が多いのです。

なんてもったいない話でしょう！

私はあるお年寄りにこんなことを言われました。「人生なんてあっという間だから、遠慮せず好きなことして生きなさい。私はいっぱい遊んできたので、今は不自由な体だけど充実した本当に後悔のない人生だった」と。

もし、趣味や生きがいを見つけられずにいる人がいたら、次のような言葉をかけてみたらどうでしょう？

ワクワクする気持ちを最近忘れていませんか？
大笑いしたのはいつのことですか？
時間を忘れるほど没頭できる好きなことは何ですか？
若かったころ、楽しいことは何でしたか？
羨ましいと思うことはなんですか？
これから初めての体験をしてみませんか？
やり残したことはないですか？
センスがないと諦めてしまったことはありませんか？
反対されたけれど、本当はやってみたかったことは
何でしたか？

このようなやり取りの中で、何か思いついたことがあれば、どんなことでもいいので、それを「行動」に移せるよう手助けをお願いします。

① 寝たり座ったりしたままでできること

寝ころんだり座ったままでも、できることはたくさんありますよ！

●テレビ

テレビがやはり一番の娯楽ですよね。なんだかダラダラしてるようで嫌だなどと思う必要はありません。どうぞダラダラしてください。最新のニュースを知ってるなんてステキです。お笑い番組を観て、どうぞ大笑いしてください。毎週決まった時間の恋愛ドラマも観ましょう。1週間が楽しみになります。

スポーツを観てハラハラドキドキしてください。選手と一緒の気持ちになって感動してください。そして体を動かしたくなったら、ぜひこの本を活用してリハビリしてくださいね！

●ラジオ

テレビは目が疲れるという人もいるでしょう。そんなときはラジオですね。

ラジオは不思議と聞き疲れしません。なんとなく流しているだけでも、途中からでも、なぜかいつまでも楽しめます。思いがけず好きな曲が流れたりすると嬉しいものです。

自分の近況をハガキやメールで送ってみませんか？　もしかすると採用されて、ラジオで読まれることがあるかもしれません。どんなことでも行動してみましょう。

● 音楽や映画

　昔はレコードやビデオは高価なものでした。今では音楽鑑賞や映画鑑賞をするなら、コンサートホールや映画館に行かなくても、家に居ながらネットショッピングでCDやDVDを購入できます。それに「サブスク」という聴き放題・見放題のサービスまで出てきました。懐かしい音楽や映画を好きなだけ楽しんでください！　きっと昔の楽しかった思い出もよみがえってきますよ。

　逆に、たくさん我慢をして辛い思いをため込んでいる人も少なくないでしょう。もし泣きたくなったら、思い切り泣いてください。涙はストレス解消につながります。

● 携帯電話

　家族や友人が近くにいない、もしくは近くに住んでいるけれども足が悪くて出掛けられないといった事情は、さまざまあると思います。昔は一家に1台だった電話も、今では1人1台の時代になりました。携帯電話も高齢者向けのスマホ（スマートフォン）が出揃っています。

　LINEはしたことがありますか？　孫と話すだけでなく、友人とメールをしたり写真を送ったりして楽しむ高齢者が増えています。

ぜひこの本の感想などを、インスタグラム（Instagram）やフェイスブック（Facebook）に投稿したり、LINEでお友達に紹介したりしてください。

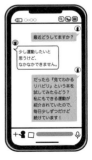

● 手紙

「最新のものは使えない。やっぱり私は手紙がいい！」

素敵じゃないですか。私もリハビリだけでなく執筆や講演もしていることで、おかげさまで全国の方からたくさんのお礼の手紙をいただきます。メールや電話もいただきますが、手紙も多いです。直接お会いして笑顔になっていただくことが何より嬉しいのですが、そのあとに手紙が届くと、その日のことが鮮明に目に浮かびます。1人でニヤニヤして本当に励みになります。

皆さんもきっと、手紙を通して誰かを幸せにできます。そして返事が届くことで、幸せが倍になって返ってくることでしょう。

● 読書

見えづらいかもしれませんが、声に出して文字を読んでみましょう。興味のある雑誌や小説、新聞、地元の広報紙など、文字を読んで楽しめるということは、しっかりその場面を頭の中に想い描けている証拠です。写真やイラストの多い雑誌や週刊誌、旅行のパンフレットもワクワクして楽しいですよ。

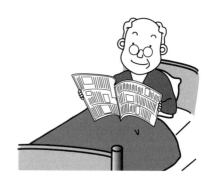

● 落語

　頭の中で想像して楽しむのは書籍だけではありません。落語を聞いたことはありますか？

　落語は想像の芸と言われています。頭の中でその場面を想い描くことで成り立つ芸です。手には扇子しか持っていないのに、美味しそうな蕎麦が実際に見えているかのような錯覚を受けませんか？　滑稽話でたくさん笑って、人情話で思う存分涙してください。

● 俳句や川柳

　心が動くような感動があれば、俳句や川柳などを書いてみてはいかがでしょうか。私の担当の患者さんの中には、毎週1句を5年以上投句してくださっていた人が数十名もおられ、それを新聞にして毎週お配りしていました。

　新聞や広報にも川柳を投句するコーナーがよくありますよね。ぜひとも「リハビリ」をテーマに1句作ってみてください！

ちなみに私が初めて作った俳句を紹介させてください。あまりに素晴らしいからと、患者さんが不自由な手で絵手紙にしてくださいました。

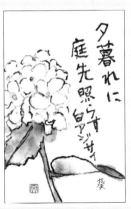

2 立ち上がりや移乗が できるなら

立ち上がりや移乗が安全にできるようになれば、
参加の幅も広がります。

●ベッドから離れてみよう

車いすで部屋の中を移動してみましょう。最初はベッドからテレビの前までででもいいので、できるだけベッドから離れた生活を心がけてください。

屋内で使用するとなると、車いすは思いのほか大きいものです。部屋の片付けが必要なこともあるでしょう。部屋から出ると、廊下の幅が足りずに方向転換ができないこともあります。台所やトイレに車いすで1人で行ければ十分です。整理整頓することで車いすの操作が可能となるならば、家族にも協力してもらい、生活環境を整えましょう。

リハビリで杖歩行練習をしているのなら、自宅内を杖で歩いて移動することも、決して諦めないでください。リハビリ施設でできても自宅でできないと意味がありません。そんなときは自分でリハビリすることに加えて、ぜひとも訪問リハビリを活用してください。シルバーカーや歩行器での外出の可能性も、広がるかもしれません。

●車いすに乗って介助で外出

屋内はバリアフリーであれば、すいすいと車いすで移動できるかもしれません。しかし屋外は、舗装された道路であっても高齢者が車いすで自走するのはかなり大変なことです。もちろん家族の介助が必要ですが、まずは家の周り

の車いす散歩から始めてみましょう。

　外出は車いすに座っているだけでも気分転換になります。近所の方との嬉しい挨拶の機会もあることでしょう。出掛ける前の準備は、最高の笑顔の練習をしてからですよ。

 真夏の炎天下や冬の極寒の日などは避けましょう。

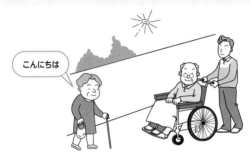

こんにちは

● 洗濯物の整理

　洗濯物を取り込むことは若い者に任せ、座ってできるたたむ仕事はここぞとばかりに腕を振るってみてはいかがでしょうか。何十年もてきぱきと衣服をたたんだ経験は、きっと家族からも喜ばれるはずです。

Tシャツを引き出しから出してみたとき、私も妻がたたんだのか、娘がたたんだのかが、すぐにわかります。決してどちらがキレイにたためているとか、そういう話ではないですからね！どちらもキレイですが、たたみ方の癖で違いがわかるというだけの話です（笑）

● 部屋の整理・整頓

　自分の部屋の整理整頓はきっちりしましょう。

　でも、立って掃除機をかけたり、拭き掃除をしたりすることは、まだ危ないかもしれません。整理整頓のコツはただ1つ。自分で出したものは元のところに戻す！　これだけです。

　食事など運んでもらったものは無理して戻さなくていいので、テーブルの上にでも片付けて置いておきましょう。両手に物を持って歩くということは、とても難しい動作です。杖も持てませんし、ふらついても両手がふさがっているとどこも掴めませんから。座ってできることを中心に、整理整頓を心がけてください。

 リモコンやメガネ、スマホや鍵などは、どこにいったかわからなくなりがちですよね。使ったあとは元の場所に戻すようにしましょう！　こういった日常の普通の習慣も、意識して行えば認知症予防のリハビリになりますよ。

Column　廃用症候群（生活不活発病）

　廃用症候群または生活不活発病とは、病状を心配し過ぎて安静ばかりを優先することで生じる、さまざまな心身機能低下のことです。主に筋委縮、関節拘縮、褥瘡、骨粗鬆症がありますが、ほかにも心肺機能低下、便秘、うつ状態、起立性低血圧（立ちくらみ）、失禁なども含まれます。

　また、病気が治ったとしても、外出もせず、リハビリもせず、自宅でゴロゴロ寝たままでいても同じことが起こります。いつでもベッドからサッと立てると思っていても、気付かないうちに下肢筋力が低下していて転倒する事例もあります。わずか1週間の寝たきりで15％も筋力が低下するといわれています。

3 立位が安定したなら

立位が安定しているなら、家庭内の役割を積極的に担いましょう。

● 料理

女性だと、毎日のようにやってきた代表的な家事が料理ですね。正直、もううんざりという人もいるかもしれませんが、やはりおふくろの味は家族に期待されています。

最近では男性専門の料理教室もあります。男性も新たな趣味として挑戦です！

スーパーに行けば手軽な惣菜が並んでいますし、有名店のレトルト食品も売られています。外食店も非常に増えました。美味しいものが簡単に食べられるようにはなりましたが、一方では飽食や食生活の欧米化によって、生活習慣病も問題になっています。日本食を自宅で作ることの大切さを見直してみましょう。

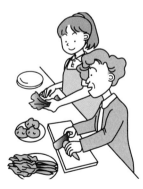

● 簡単な掃除や片付け

　掃除機を使っていて転倒したという話も聞きます。重たい掃除機の本体やヘッド部分を無理に動かしてバランスを崩したり、いつの間にか足元に電気のコードが絡まっていたりするので、伝い歩きをしている人には、まだ掃除機の扱いは難しいかもしれません。

　だからといって、掃除をしないというわけにもいきませんよね。まずはテーブルの上の整理整頓や、部屋の小さなゴミ箱のゴミを大きなゴミ箱に集めたりしてみましょう。

　物を大事にするという価値観を持つ高齢者は、非常に多いように思います。とても大切なことですが、過剰な溜め込みは部屋を狭くし、足元の荷物は転倒の原因にもなります。思い切って着ない服を処分したり、買い物袋や包装紙などが必要以上にあるなら、一度処分することも提案してみてください。すっきりと広くなった部屋は気持ち良いものですよ。

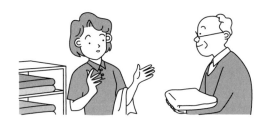

4 家の中を歩けるように なったら

屋内歩行が安全にできるなら、誰かと一緒に外出にもチャレンジしましょう!

● **買い物**

大きなショッピングモールは遠くても、近くに最寄りのスーパーがあったり、コンビニがあったりしませんか?

久々に外出することはとても恐怖心が伴うものですが、なにもいきなり1人ですべて歩く必要はありません。家族と一緒に車で行って店内だけを歩いてみてもいいですし、近くであれば自宅から店までは付き添ってもらって杖で歩いて、店内は車いすでもいいでしょう。

大切なことは自分の欲しい物を選んだり、季節の食べ物を眺めたり、ワクワクする気持ちを体験することです。買い物自体を楽しみましょう。

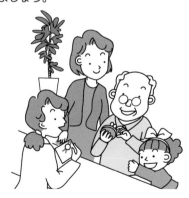

● 美容院

　最近は老人施設に理容師や美容師が出張してくれるサービスが増えましたので、施設であっても定期的にカットができて、おしゃれを楽しめる機会も増えました。

　きっと皆さんにも、地元に行きつけの美容室があると思います。私ももう40年以上通っている理容室があります。高校生のころからの付き合いですので、髪型の流行だけでなく、就職や恋愛の悩みも相談していました。髪の質も量も（笑）気心も知れて、いつもホッとできる大好きな時間です。懐かしい昔話に花が咲くこと間違いなしですね。

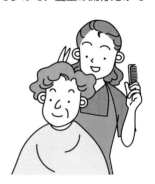

● カラオケ

　皆さん大好き、カラオケです！　カラオケは日本が発祥だとご存知でしたか？　しかも英語でも「karaoke」というのです。世界に通じる日本を代表する娯楽文化ですね。カラオケで歌うことは日本文化を守ることです（笑）。

　上手下手は関係ありません。大勢の人が注目してくれますので、とても気持ち良いですよ。スターになったつもりで楽しんでください。人が歌っているときは元気よく手拍子をしましょう。これも上肢のリハビリです。

　地域の介護予防教室では歌を歌ったり、曲に合わせて体操したりする音楽療法を取り入れた所もありますから、近くにあればぜひ参加してみてください。

私も「ミュージック・ケア」という音楽療法を学びましたが、音楽は歌うことで口のリハビリにもなりますし、発語の練習にもなります。声を出せば心肺機能も高めますし、憂鬱な気分も晴れてきます。なんといっても曲に合わせると体が動いてくれるという不思議な力が、音楽にはあるのです。

そして、できれば参加者ではなく、皆さんには指導者として活躍していただきたいです。

ただ単調に黙々と体操をするほど、つまらないものはありません。楽しく体操するには、指導者の笑顔やトーク力が求められます。

　「それが一番苦手なんですよね…」

そんな不安いっぱいな声がよく聞こえてきますが、安心してください！　参加者よりも指導者が楽しいミュージック・ケアの音楽療法なら、指導者研修も充実していますので、私も自信を持ってお勧めします。全国に支部がありますので、ぜひお問い合せください（日本ミュージック・ケア協会：石川県加賀市橋立町ふ23　[TEL・FAX] 0761-75-2917）。

● **スポーツ観戦・観劇・映画・コンサートなど**

　自宅のテレビやラジオで十分楽しめるものもありますが、それでも実際に会場に足を運んで生で体感すると、テレビとは何倍も違う迫力や感動があります。声を出して応援したり、大いに笑ったり、感動して涙したり、これらはやはり「生」で鑑賞する特権ですよね。最近では車いす席のある会場もたくさんあります。

　興味のあることはもちろんですが、興味がなくても友人に勧められたらぜひ一緒に楽しんでみてください。意外とハマってしまうかもしれません。まだまだ未体験の楽しみがいっぱいありますよ。

⑤ 目的を持った楽しい外出

> 外出することの目的は何でしょう。難しく考えなくても、日光浴や散歩も気分転換にいいですし、買い物や観劇も楽しいです。もちろんリハビリ目的で外出することだって立派な生きがいです！
> リハビリをして外出できるようになれば、今度は楽しみの買い物がリハビリになります。
> さて、「あなたの楽しみは何ですか？」

● 買い物

自分の目で商品を眺めながらの買い物は、下肢筋力の向上、認知症の予防・改善が期待できます。ぜひ季節を感じながら、買い物を楽しんでください。特売日には、買った物を入れられるタイプのシルバーカーが便利ですよ。

● 金銭管理・支払い

買い物に行けば最後にレジを通りますよね。このときがリハビリの大チャンスです。合計金額を聞いて、お札を出したり、小銭を探し出したり、指先をしっかり動かせます。おつりの端数がでないように小銭を工夫して出すと、認知症予防のリハビリ

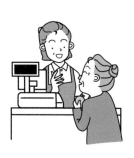

にもなります。時間はかかるかもしれませんが、地域の方々のご理解と心優しい対応を期待しています！

最近では電子マネーも普及してきました。スマホやカードにあらかじめお金をチャージ（入金）しておきます。レ

ジを通るときに、そのスマホやカードをピッとするだけで自動的にチャージしたお金から支払われます。クレジットカードと違うところは、チャージした金額以上は使えないということです。1か月の予算を決めてチャージしておけば、使い過ぎの防止にもなります（未対応の店舗もありますので、最寄りの店舗に確認してください）。

● 地域活動

　生きがいという意味では、地域活動は地元の役に立てますので、ボランティア活動などへの参加は日々の生活に張り合いがでてくることでしょう。

　また、定期的に老人会や婦人会といった集まりもあると思います。よくわからないという人は、一度、役所に尋ねてみるといいでしょう。毎週あるところもあれば、月に1回や数か月に1回というところもあります。内容も食事会だったり、体操教室や作業活動だったり、それこそ地域の人が知恵を出し合って楽しみを提供されています。私もそういったところから講演の依頼をよくいただきますが、皆さんとてもお元気で素敵な笑顔を見せてくださいますよ！

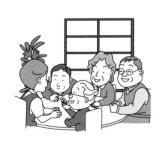

Column エアリハ講演会のお知らせ ～48秒に1回の笑い～

●高齢者を対象にした講演会を企画されている方々へ

　初めまして。私、繁岡秀俊は別名、日本で唯一のお笑い理学療法士、日向亭葵（ひなたてい あおい）としても活動しています。楽しくて為になる講演会の講師をお探しでしたら、日向亭 葵のエアリハ講演会をぜひご検討ください。

　私の講演は、楽しむだけの演芸ではなく、また勉強だけの退屈な講演でもありません。落語で培った話術で高齢者に笑いの絶えない時間（60分～90分）で介護予防を伝えつつ、理学療法に基づいたオリジナルの体操（エアリハ）も体験していただき、その場で効果も実感していただいています。

　さらには今後の習慣として体操が自宅で継続でき、健康な体で生きがいのある人生にしていただきたいという願いを込めた工夫もしていますので、参加された方はもちろん、企画担当の方にも今まで経験したことがないような感動と満足度の高い講演をお約束いたします。

　実績としましては、おかげ様で全国約700か所以上、社会福祉協議会さま、地域包括支援センターさま、老人クラブ連合会さま、市役所さま、地域の老人会さま、JAさま等の、福祉大会や人権大会、各種イベントでの講演依頼を頂戴しています。

　地域によってはご予算の確保が難しいところがあることも承知しております。私のポリシーとしまして、予算でご縁を失うことはしたくありません。その時はどうぞ遠慮なくおっしゃってください。今回のご縁がきっかけで、私の活動が日本中に広がることを応援していただけますと、大変嬉しく思います。

　それでは素敵なご縁となりますよう。ご検討よろしくお願いいたします。

一笑一生
日向亭 葵 拝

【連絡先】
おしゃべりテーションの会　代表　日向亭 葵
ホームページ　: https://osyaberitation.com
メール　　　　: osyaberitation@gmail.com
FAX　　　　　: 0745-61-0300

第 5 章

人生100年時代を 幸せに生きるための 「予防リハビリ」

「サザエさん」の連載が始まったのは昭和21年。そのサザエさんの父親である磯野浪平さんの年齢は驚きの54歳です。それもそのはず、昭和25年当時の男性の平均寿命は58.0歳でした。これが令和2年には、男性81.64歳、女性87.74歳まで寿命が延びています。このまま進めば人生100年時代は目前にあるといえるでしょう。厚生労働省ホームページによると、住民基本台帳に基づく100歳以上の高齢者の総数は、昭和38年には153人でしたが、令和4年にはおよそ590倍の90,526人となっています。ちなみにその約89%が女性です！

この人生100年時代をどう生きるかは人それぞれでしょうが、人生を折り返したとき、健康で長生きを望む方にとっては、できるだけ早い段階でその準備を始めることが大切です。

リハビリは「病気のあと」に始めるだけではありません。病気や介護状態にならないよう、免疫力がアップする「予防リハビリ」を今すぐ始めましょう。

5-1 食生活を見直そう

　食生活の改善といわれると、まず思いつくのがダイエットですね。意味はもちろん痩せることです。でも英語のダイエット（diet）の本来の意味は、「日常の食事」です。

　毎日バランスよく腹八分目に食べることで健康な体を維持するということから、痩せるための食事のことをダイエットと呼ぶようになったのだと思います。基本はやはり食事バランスと腹八分目です。

● 脂質の過剰摂取を避けよう

　中年太りといわれるように、中高年のメタボは生活習慣病のもとですが、代表的な脳梗塞や心筋梗塞は、脳や心臓といった生命に直接関わる大事な臓器の病気です。原因は動脈硬化です。

　血管にプラークというかたまりが増え続け、血管の壁がどんどん厚くなった結果、血流が途絶え脳や心臓に深刻なダメージを与えます。

　薬を飲んでいるから大丈夫！と思っている人も多いのですが、換気扇の油汚れに洗剤を薄めた水をかけるだけで汚れが落ちますか？ 洗剤とたわしを使ってゴシゴシと洗ってもなかなか落ちないのが油汚れです。まして口からは次々と油が流れ込み、血管の中はゴシゴシできるわけもなく、プラークは薬で簡単に減るものではないのです。では、どうすればいいでしょうか？

　まず、脂質の過剰摂取を避けることです。外食やお弁当、お菓子やデザートには驚くほど脂質が含まれています。

パッケージの裏面には栄養成分が表示されていますので、それを見て、より脂質の低いものを選ぶ習慣をつけてください。

 どうしても動脈硬化が心配な人は、27ページを参考にしてください。

　痩せるためではなく、免疫力を上げて健康になることがダイエット本来の目的です。

　主食はパンよりお米です。おかずは揚げ物より、煮物や焼いたものを。野菜、きのこ、海藻、食物繊維、フルーツを多めに、肉や魚は適度に、好きな物だけに偏らずバランスよく食べることを心掛けてください。

　私もこの食生活に変えてから、腸内環境が整ったのか快便になり、血圧は正常値に下がり、35度台だった体温が37度前後にまで上がりました。その結果、ご褒美としてリバウンドなく体重が89kgから64kgに減り、おかげさまで風邪もひかなくなりました。

 一例ですが、100gの焼いたせんべいの脂質が0.8gに対し、揚げたせんべいは18.0gもあります。イカはコレステロールが高いと敬遠されがちですが、脂質はわずか1.2g。厚生労働省の食事摂取基準2015の時点で、コレステロールの摂取基準はすでに撤廃されています。安心して食べてください。
逆に代表的な青魚のサバ100gの脂質は12.1gもありますが、脳や体に良いとされるEPAという脂は1.2gしか入っていません。くれぐれも脂質の摂り過ぎにはご注意ください。

● たんぱく質を積極的に摂ろう

　スーパーやコンビニに行けば、「たんぱく質○○g！」

というラベルの付いた食品が本当に増えています。筋肉を強くするにはたんぱく質が不可欠だという知識が、一般的になってきたからだと思います。これまで紹介してきたリハビリはもちろん、これから紹介する「予防リハビリ」においても、筋力アップが主たる目的となっていますので、たんぱく質は欠かせない栄養です。

　まず筋肉が強くなる理由を簡単に説明すると、筋肉を鍛えると筋肉は一旦は破壊されますが、一回り強くなって修復されます。翌日以降に筋肉痛が起こることがありますが、これは筋肉をしっかり鍛えた証拠です。そしてこの筋肉の修復時に必要とされている栄養がたんぱく質です。ですので、強い筋肉作りのためには運動だけでなく、食事にも気を付ける必要があります。

　1日に必要なたんぱく質は、体重1kgあたり約1gとされています。お勧めは鳥のササミです。100g中、たんぱく質は23.0gもあります。さらに大敵である脂質は0.8gしか入っていません。ムネ肉も皮を除けば、お勧めです。グリルでカリカリに焼いても美味しいです。卵もたんぱく質が多いですが、脂質も高めですので1日1個までを目安にしてください。

　また、たんぱく質は免疫力アップにも役立ちます。大豆製品や乳製品にもたんぱく質は多く含まれていますので、脂質の摂り過ぎに注意しながら良質なたんぱく質を摂りましょう。

 糖尿病などで腎臓が弱っている人はたんぱく質の摂取制限がありますので、必ず主治医の先生に確認してください。

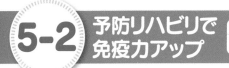

5-2 予防リハビリで免疫力アップ

第2章から第4章は改善・回復に役立つリハビリ、言わば普通のリハビリでした。そして私が考案した「エアリハ」という体操は、第2章で紹介した介護予防のリハビリです。

そしてここからは、医療・介護職や普段から介護をしている家族に向けて、大切な皆さんが病気にならないようにするための、予防リハビリについてのお話です。

ハード過ぎる筋トレは筋肉や関節を傷めたり、また免疫にとっては逆効果とも言われています。あくまで免疫力をアップさせて、病気にならないことを目的とした予防リハビリですので、ストレスがなく、短時間でしっかり全身運動を行うことが大切です。あとは先に紹介したバランスの良い食事と、良質な睡眠、この3つが免疫力アップの三種の神器になります。

この予防リハビリでは、継続しやすいように、免疫力にとって大切な部位を6か所に限定し、2つのパターンにまとめました。

Aパターン 胸、肩、腹筋
Bパターン 脚、ふくらはぎ、背筋

そして、それぞれの予防リハビリには高齢者向けのレベル1、中高年向けのレベル2を設定しました。体力には個人差もありますので回数は目安にしていただき、無理のない範囲で徐々に回数を増やしていきましょう。

それでは皆さん、ファイト！

このAとB、2つのパターンを交互に行い、全身の筋肉を鍛えます。
月・水・金がAパターン、火・木・土がBパターン、日曜はお休みです。これに散歩がセットになればベストです！

レベル 1 腕立て伏せ（膝を立てて）

目標 10回×2セット

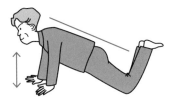

❶四つ這いになり、手のひら1つ分、手を前に出し、次に手のひら半分ほど横（外側）に広げます。

❷膝立ちの腕立て伏せの姿勢をとり、肘の曲げ伸ばしを行います。脇を開いたまま肘をできるだけ曲げ、顔はしっかり前を向きましょう。肩〜腰〜膝は一直線になるように意識します。

> **ヒント** この腕立て伏せができない場合は、四つ這いの姿勢から腕だけを曲げ伸ばししてみてください。慣れれば「膝立ち」も可能です！

レベル 2 腕立て伏せ

目標 10回×2セット

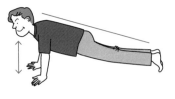

❶腕立て伏せの姿勢をとり、肘の曲げ伸ばしを行います。脇を開いたまま肘をできるだけ曲げ、顔はしっかり前を向きましょう。肘を伸ばすときは、胸の中心部を意識します。

> **ヒント** 肩〜腰〜つま先が一直線になるように意識してください。お尻を突き出したり、逆に腰を反らしたりしないようにしましょう。

Aパターン　肩

レベル 1 なんでやねん体操

目標 50回×1セット

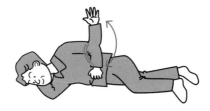

❶側臥位の姿勢で、上になった腕は肘を90度に曲げ、脇をしっかり閉めます。

❷ここから肘を脇に付けたまま、前腕だけを上げます。ちょうど漫才の「なんでやねん」のツッコミをしている動きです。これを1秒に1回のペースで動かします。肘が伸びてしまったり、脇が開いたりしないように注意しましょう。

レベル 2 壁押し

目標 10秒×3セット

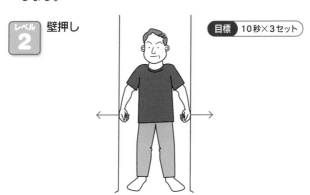

❶部屋の入り口前に立ちます。肘を軽く曲げて手の甲を枠に押し付け、外側に広げるように力を入れ続けます。

Aパターン 腹筋

 頭上げ

目標 20回×2セット

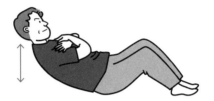

❶背臥位で両膝を立て、両手は胸の前でクロスします。

❷頭だけ上げることから始め、慣れてきたら肩甲骨まで上げるようにします。

> **ヒント** 頭を上げるときに息を吐き、息を吐き切ったら、ゆっくり頭を下ろしながら深く息を吸います。呼吸のリズムに合わせ、この腹筋運動を続けてください。

 肘立て

目標 10秒×2セット

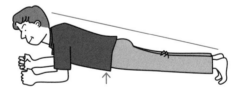

❶肘で立つ腕立て伏せの姿勢をとります。

❷お腹を凹ませるように力を入れ続け、体を一直線に保ちます。呼吸は止めないように注意しましょう。

Bパターン　脚

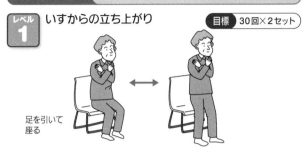

レベル 1　いすからの立ち上がり　　目標　30回×2セット

足を引いて
座る

❶背もたれから離れ、背すじを伸ばして座ります。両手は胸の前でクロスします。

❷ゆっくり立ち、ゆっくり座ります。特に座るときは、ドスンと座らないよう、そーっと座りましょう。

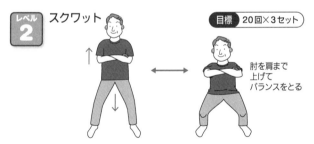

レベル 2　スクワット　　目標　20回×3セット

肘を肩まで
上げて
バランスをとる

❶肩幅よりやや広く足を広げて、つま先をやや外側に向けて立ちます。両腕は組みましょう。

❷太ももが床と平行になるようにしゃがみます。このとき、膝はつま先と同じ方向に向け、膝がつま先より前に出ないように注意します。

ヒント　腰を反ってお尻を突き出し、両腕（両肘）を前に出しながら前後のバランスをとるといいでしょう。

レベル 1 踵上げ

目標 30回×2セット

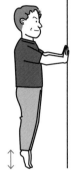

❶両手を軽く壁に添え、両足を閉じて立ちます。

❷踵を床に付けないように、踵を上げ下げします。

> **ヒント** 壁から離れて立つと、壁にもたれるような姿勢になり、負荷はどんどん軽くなります。できるだけ壁に近づいて立ち、意識的に真上に上がるようにしましょう。

レベル 2 片足踵上げ

目標 20回×2セット

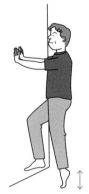

❶両手を軽く壁に添え、片足で立ちます。

❷踵を床に付けないように、踵を上げ下げしましょう。

Bパターン 背筋

5

人生100年時代を幸せに生きるための「予防リハビリ」

レベル 1 ウルトラマンのポーズ　　**目標** 10回×2セット

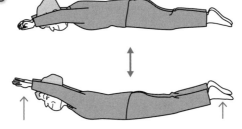

❶腹臥位になり、両腕はバンザイの姿勢になります。

❷ここから、両手と両足をゆっくり持ち上げ、上でピタッと止まります。

❸ゆっくり力を抜いて元に戻ります。

 両手と両足を持ち上げるときは、勢いをつけないようにし、力を抜くときも、ゆっくり行いましょう。

レベル 2 変形ブリッジ　　**目標** 10秒×3セット

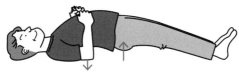

❶背臥位から、両肘で床を押し、殿部と背部を持ち上げて軽く弓なりになります。

❷両足を閉じ、踵もつま先も閉じて、上で10秒止まります。

5-3 腰痛予防を心がけよう

　介護をする家族や介護士からは腰痛の悩みが絶えません。腰痛がひどいときにはコルセットを使用してください。コルセットは、腰椎下部と骨盤上部の両方を覆う位置で、きつめ（座ると緩めたくなる程度）に締めることが大切です。

　コルセットは腹筋と背筋の代わりをして体幹を固定します。ただ、日常的にコルセットを使用すると、腹筋と背筋はどんどん弱ります。本来は自分の腹筋と背筋を鍛え、腰を守ることが大前提です。

　それ以外にも、ストレッチが効果的です。次のストレッチを、いずれも深呼吸しながら20秒ずつ行ってください。

> **注意！** すでに腰痛がある場合でも続けることで改善が期待できますが、無理のないストレッチを心がけてください。

 伸ばす

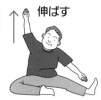

手は天井に伸ばすつもりで、脚全体の後面と体幹の横を伸ばします。

曲げる

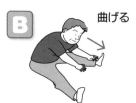

両足をできるだけ横に広げ、背すじを伸ばしながら体を前に倒します。

 ねじる

背臥位で、右膝の外側を反対の左手で押さえながら体をねじっていきます。両肩が床から浮かないように注意しましょう。これを左右行います。

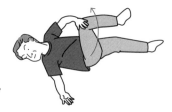

反らす

腰の下に枕を入れて、
背臥位でリラックス。

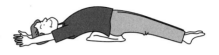

 ヒント　枕の位置は腰と骨盤の両方にまたがる辺りに。枕の高さは、頭や踵が浮かない物を使ってください。

 私のイチオシ！

坐位で片足を組み、膝を押
さえながらゆっくりおじぎ
してください。殿部が驚く
ほど伸びます。

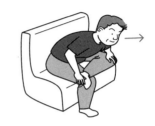

　ストレッチの前後で、腰痛をチェックしてみてください。
立位や背臥位の姿勢が、ビックリするほど楽になります
よ！

Column おわりに

　便利なものが増え、生活も多様化し、医療の進歩で長寿
時代になりました。でも、人生100年時代における第二
の人生は、自助（自力）と互助（地域の助け合い）でチャレ
ンジする時代です。数年後に「あのとき、〇〇をしておけ
ばよかった」なんて愚痴は悲しいじゃないですか。
　どうぞ皆さま、健康寿命を延ばしてステキな100歳の
誕生日を笑顔で迎えられるよう、リハビリしましょう！
笑涯現役で後悔のない人生を心よりお祈りしております。

繁岡 秀俊

索　引

●項目別索引

索引

索引

■参考文献

野村嶬 編集
『《標準理学療法学・作業療法学
専門基礎分野》解剖学　第5版』
医学書院　2020年

■著者略歴

繁岡 秀俊
しげおか ひでとし

お笑い理学療法士
日向亭 葵
ひなたてい あおい

理学療法士、おしゃべりテーションの会 代表。
1968年、奈良県三郷町出身。
全国の高齢者に介護予防を笑いで伝える専門家。
年間100講演・のべ8万人以上の高齢者をサポートし、「笑い」と「想像」の力で、リハビリを毎日の習慣にするエアリハを考案。わずか90分で体の痛みを「笑顔」に変える独自の講演スタイルで日本全国で好評を博している。
2017年、マサ斎藤氏の専属トレーナー就任。

【ポケット介護】
改訂新版 見てわかるリハビリ
かいていしんばん み
活動と参加で「自立支援」につなげるコツ
かつどう さんか じりつしえん

2017年　3月　17日　初　版　第1刷発行
2023年　4月　28日　第2版　第1刷発行

著　者　　繁岡秀俊
　　　　　しげおかひでとし

発行者　　片岡　巌

発行所　　株式会社 技術評論社
　　　　　東京都新宿区市谷左内町21-13
　　　　　電話　03-3513-6150　販売促進部
　　　　　　　　03-3513-6166　書籍編集部

印刷／製本　日経印刷株式会社

定価は表紙に表示してあります。

ISBN978-4-297-13423-5 C2047

Printed in Japan

● 表紙デザイン
　内山絵美（釣巻デザイン室）
● 表紙イラスト
　加藤マカロン
● 本文イラスト
　安藤しげみ／浅田弥彦
　大西里美
● 本文デザイン／DTP
　田中 望

本書の内容に関するご質問はFAXまたは書面にてお送りください。弊社ホームページからメールでお問い合わせいただくこともできます。

【書面の宛先】
〒162-0846
東京都新宿区市谷左内町21-13
株式会社技術評論社
書籍編集部
『【ポケット介護】改訂新版 見てわかるリハビリ』係
【FAX】03-3513-6183
【URL】
https://gihyo.jp/book